医師のぼくが
50年かけて
たどりついた
長生き
かまた体操

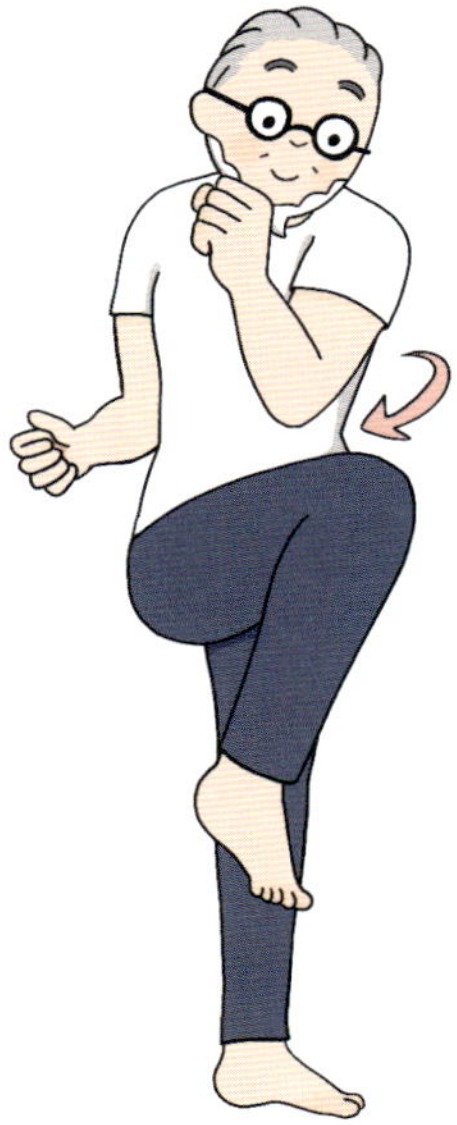

鎌田 實
Kamata Minoru

アスコム

はじめに

医師人生50年、初めて提案する「体操」で鎌田式長生き健康術が完成！

この本は、ぼくが初めて手掛ける**「体操」の本**です。

ぼくの考える「長生き」とは、90歳を過ぎても元気で、自分の足で歩いてレストランに行き、日帰り温泉を楽しめること。そのためには、**「きん・こつ・けつ・のう・ちょう」**、すなわち**「筋肉・骨・血管・脳・腸」の5つの力**が不可欠。

それが、ぼくが**50年の医師人生の中でたどりついた結論**です。

前作、『医師のぼくが50年かけてたどりついた 鎌田式長生き食事術』では、この5つの力を高めるための「食べ方」を紹介しました。

なにを、どのように、どれくらい食べれば体にいいのか？　ぼくの持つ知識と経験をすべて記し、おかげさまで12万人以上の方にお読みいただけています。

そして、食事ともうひとつ、健康長寿のために欠かせないのが、**運動**です。

食事と運動は両輪。この2つがそろって、ぼくの長生き健康術が完成します。

ぼくはこれまで、スクワットなどの筋トレを提唱してきました。しかし、もっと手軽に、「筋肉・骨・血管・脳・腸」のすべてを元気にできないものか。

そう考えて、佐賀県で開催している「がんばらない健康長寿実践塾」、**通称「鎌田塾」**の健康運動指導士や塾生たちと一緒に考案したのが、この、長生き「かまた体操」です。

たとえば、塾生の中にも、毎朝、ラジオ体操をしている人がいます。もちろんラジオ体操はすばらしい体操ですが、**私たちの体のコンディションは朝・昼・夜で違い、それぞれの時間帯で、体が一番必要としている動きも違う**のです。

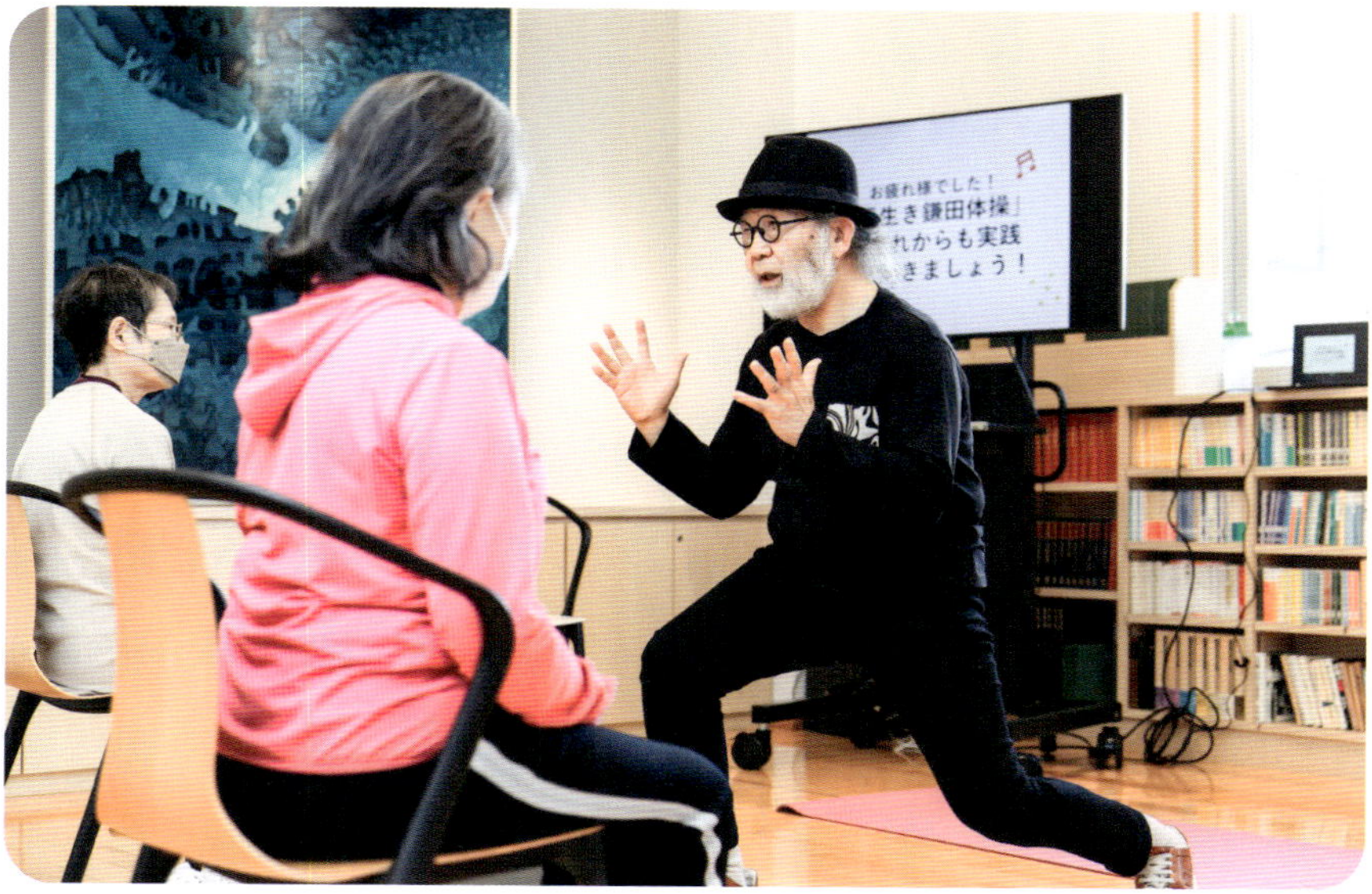

そこで、鎌田は、**朝・昼・夜に分けて行う、計6つの体操**を考えました。**1日3回、それぞれの時間帯に適した体操を2つずつ行う**だけ。**1つの体操が約30秒ですから、朝・昼・夜、それぞれ1分。**

年齢を重ねて、筋肉量や骨密度が下がった状態でハードな運動をすると、むしろ体の負担になってしまうことがあります。最適な運動量で毎日続けられることを大切に、**「きん・こつ・けつ・のう・ちょう」のすべてがしっかり元気になる動きを1分に込めた体操**、それが**「かまた体操」**です。

朝は**「体側伸ばし&腸ひねり」**と**「バンザイスクワット」**で寝起きの体を目覚めさせ、午後は**「脳トレランジ」**と**「足踏みツイスト」**で筋肉と脳をしっかり刺激し、活力を上げます。そして夜は、**「内臓ほぐし」**と**「肩甲骨はがし」**で１日の疲れをとり、睡眠の質を上げます。

この「かまた体操」は、**ぼくの50年にわたる医師人生の到達点**です。

ただ、調子が悪いときは無理せず、１日の中で、できるときにやっていただいて構いません。忙しい日は、朝に昼と夜の分をやってもいいし、夜に朝と昼の分をまとめてもいい。「がんばらない」を合言葉に、柔軟に続けていきましょう！

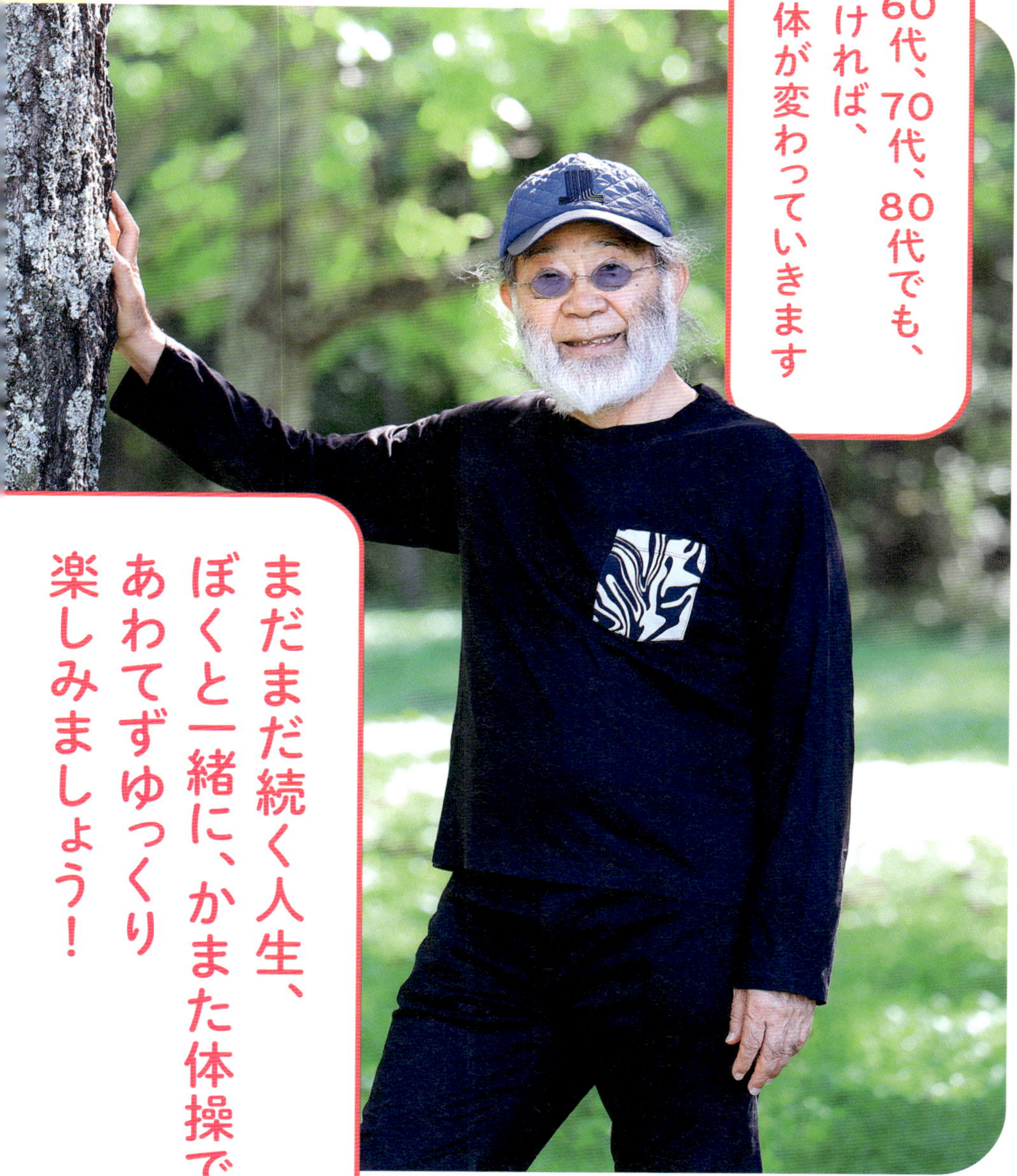

50代、60代、70代、80代でも、
毎日続ければ、
確実に体が変わっていきます

まだまだ続く人生、
ぼくと一緒に、かまた体操で
あわてずゆっくり
楽しみましょう！

50年かけてたどりついた

朝・昼・夜のかまた体操!

かまた体操

1 体側伸ばし&腸ひねり

→30ページ

手をひねって体の横のライン「体側」を伸ばすことで、睡眠中に固まった筋肉がほぐれて体中に血がめぐります。さらに、呼吸筋がほぐれて呼吸も深くなり、腸ひねりで腸も目覚め、排便もスムーズに!

朝のかまた体操

脳と体を目覚めさせ活動モードに切り替える!

朝食後は、ストレッチとスクワットから。**食後の血糖値上昇を防ぐ**だけでなく、就寝中に優位な副交感神経を、**活動のエンジンになる交感神経へチェンジ**。脳と体を目覚めさせましょう。

就寝中に縮んだ体を伸ばして、朝のだるさ解消!

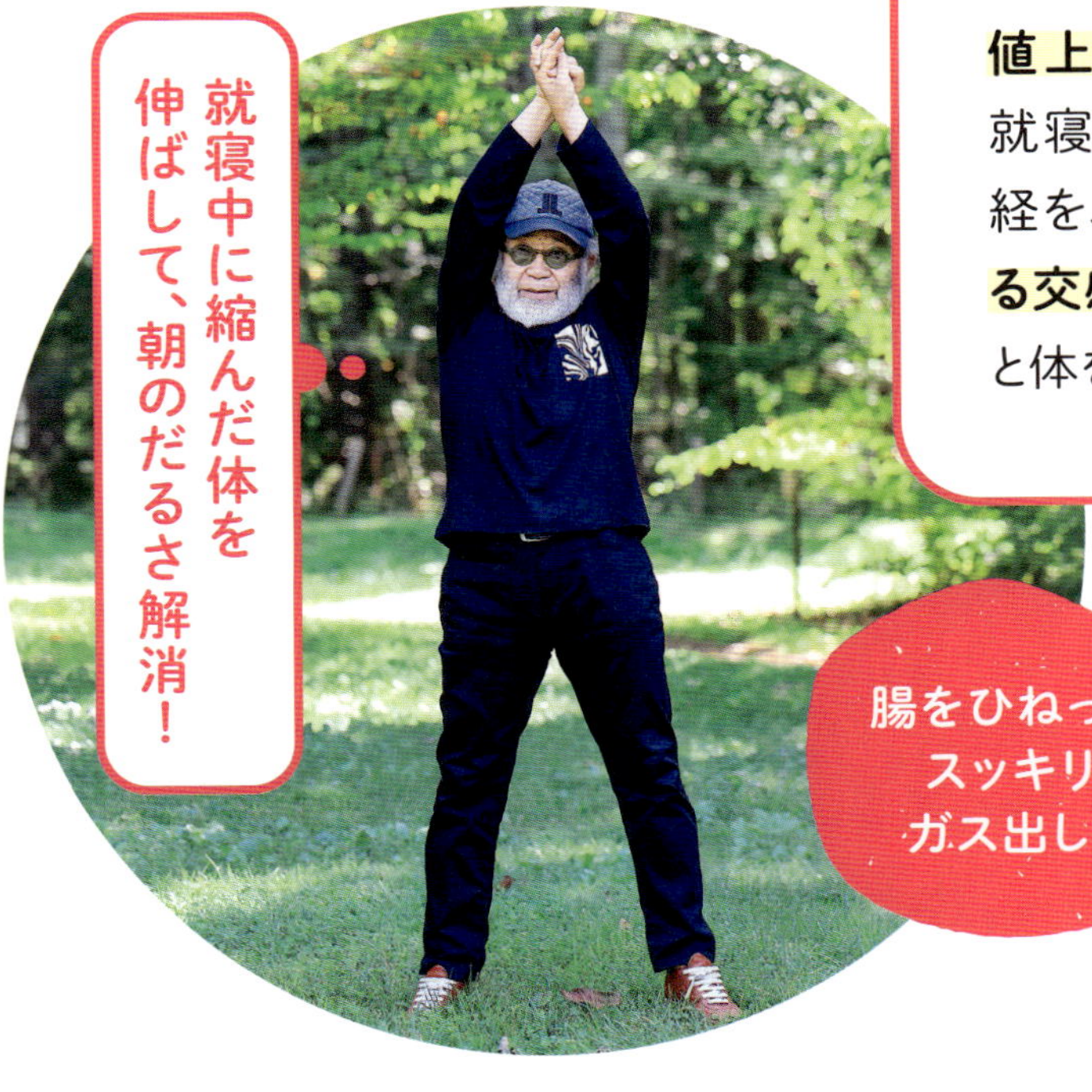

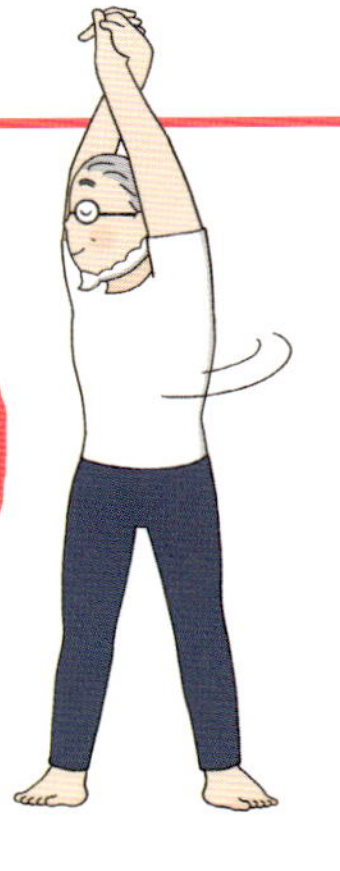

かまた体操

2 バンザイスクワット

→ 34ページ

スクワットにバンザイの動きを取り入れて、全身運動に改良した、かまた体操オリジナルスクワット！ 太ももの大《だい》腿《たい》四《し》頭筋《とうきん》を刺激して、若返りホルモン「マイオカイン」（17ページ）をあふれさせ、体も脳も若返らせましょう！

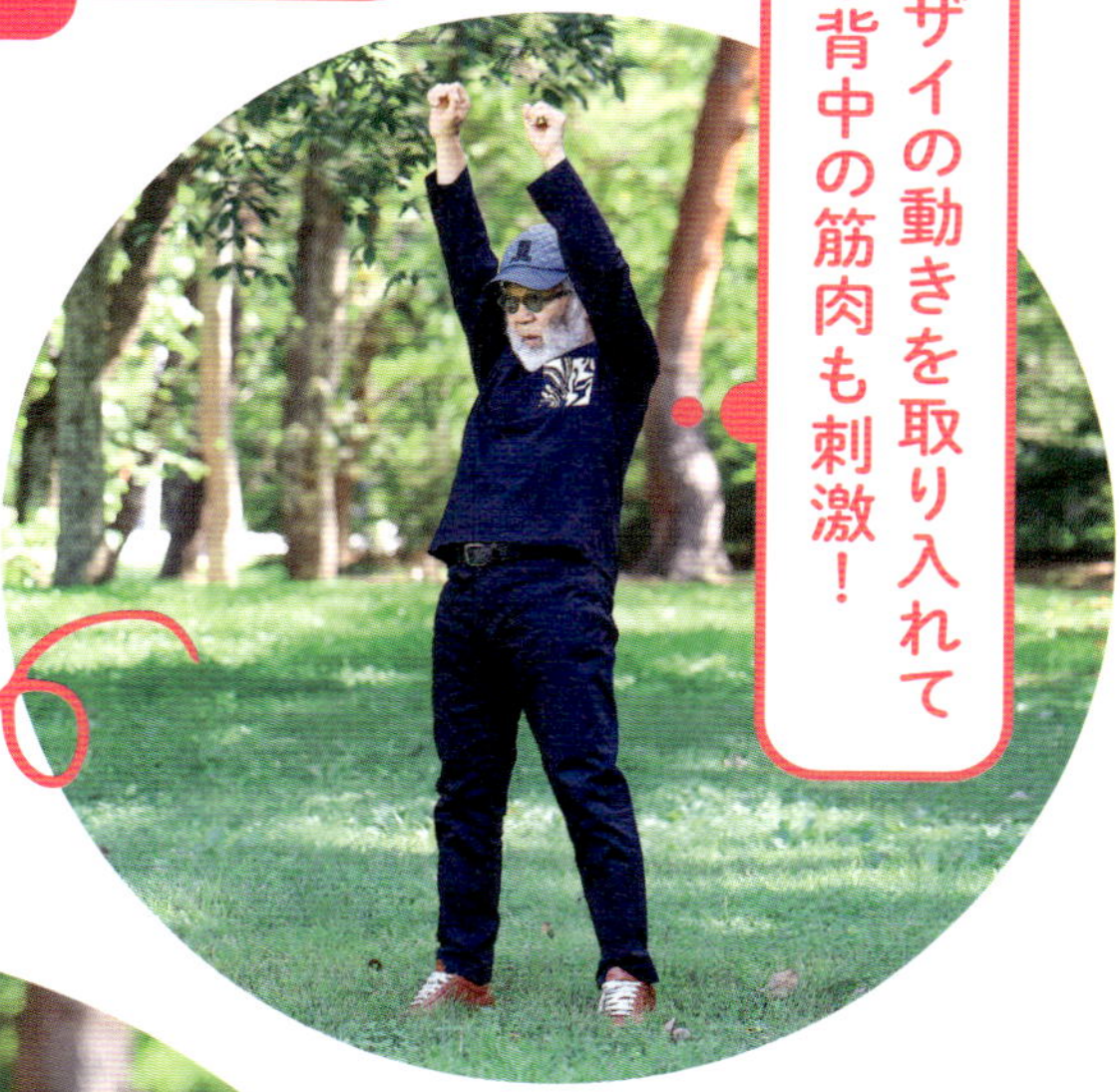
バンザイの動きを取り入れて
腕や背中の筋肉も刺激！

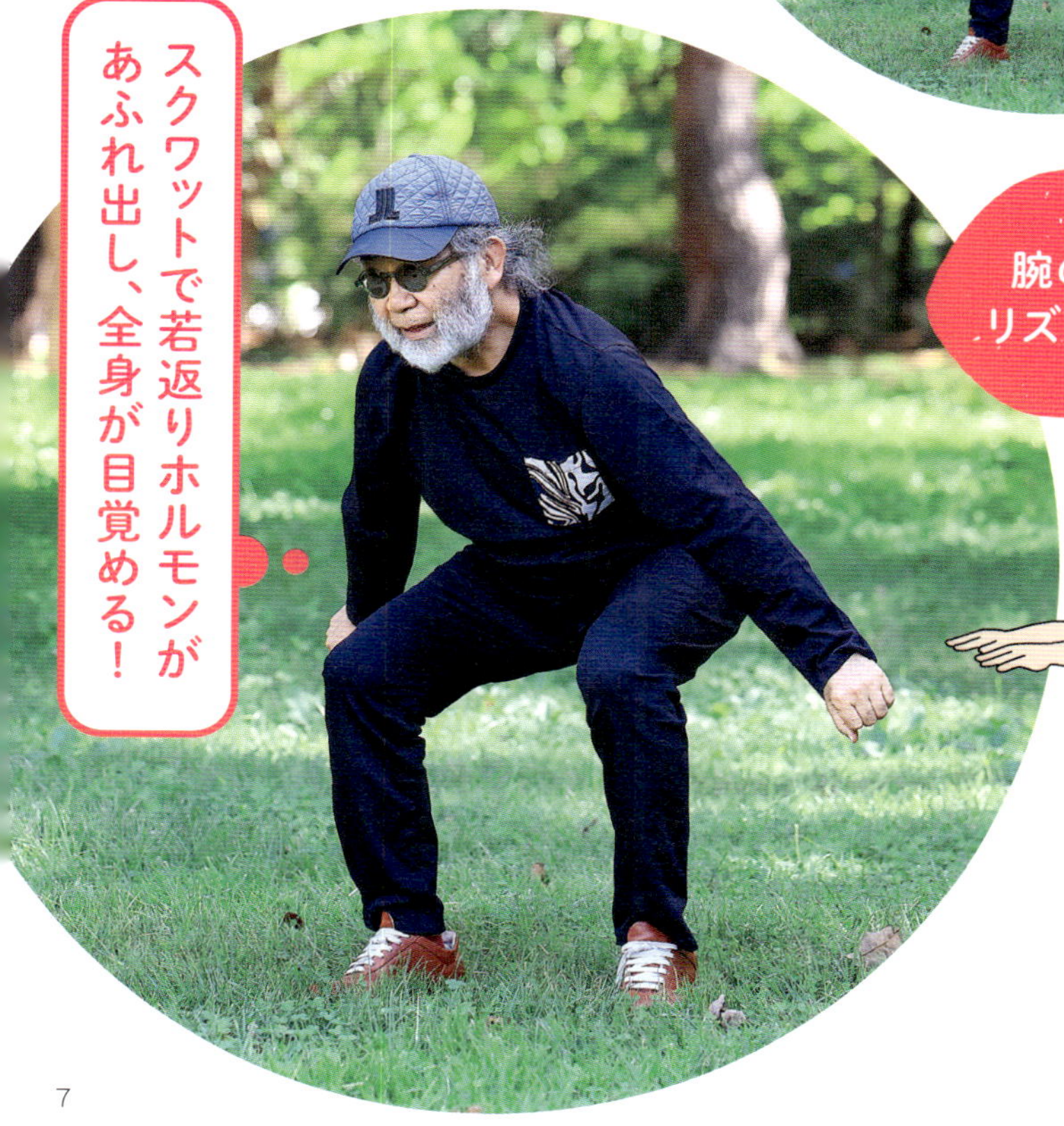
スクワットで若返りホルモンが
あふれ出し、全身が目覚める！

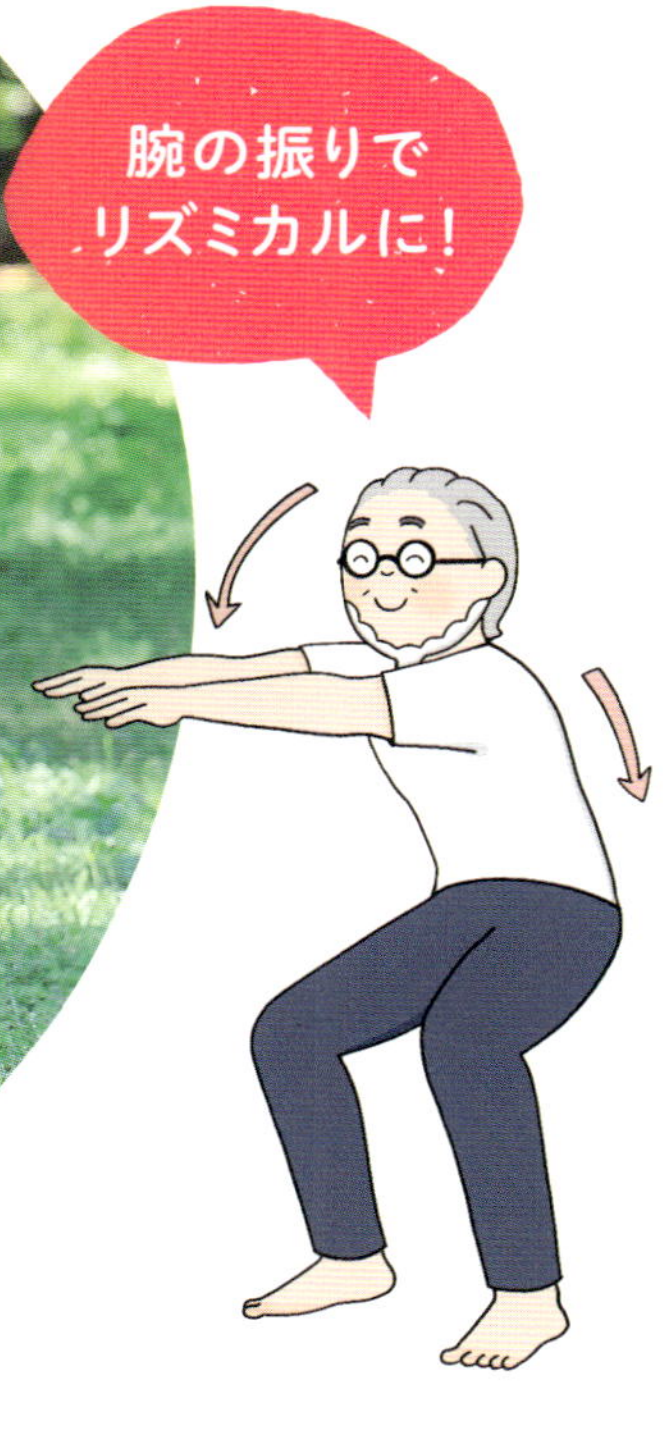
腕の振りで
リズミカルに！

かまた体操

3 脳トレランジ

→ 38ページ

どちらの足を動かすのか、混乱するような動きで脳を刺激するから、「脳トレランジ」。 バランスのよい下半身や体幹をつくると同時に頭も冴えわたり、午後のパフォーマンスがアップ。 たった30秒、ビジネスパーソンでもできます！

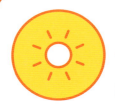

太ももと脳を刺激し
午後に向けて
活力を上げていく！

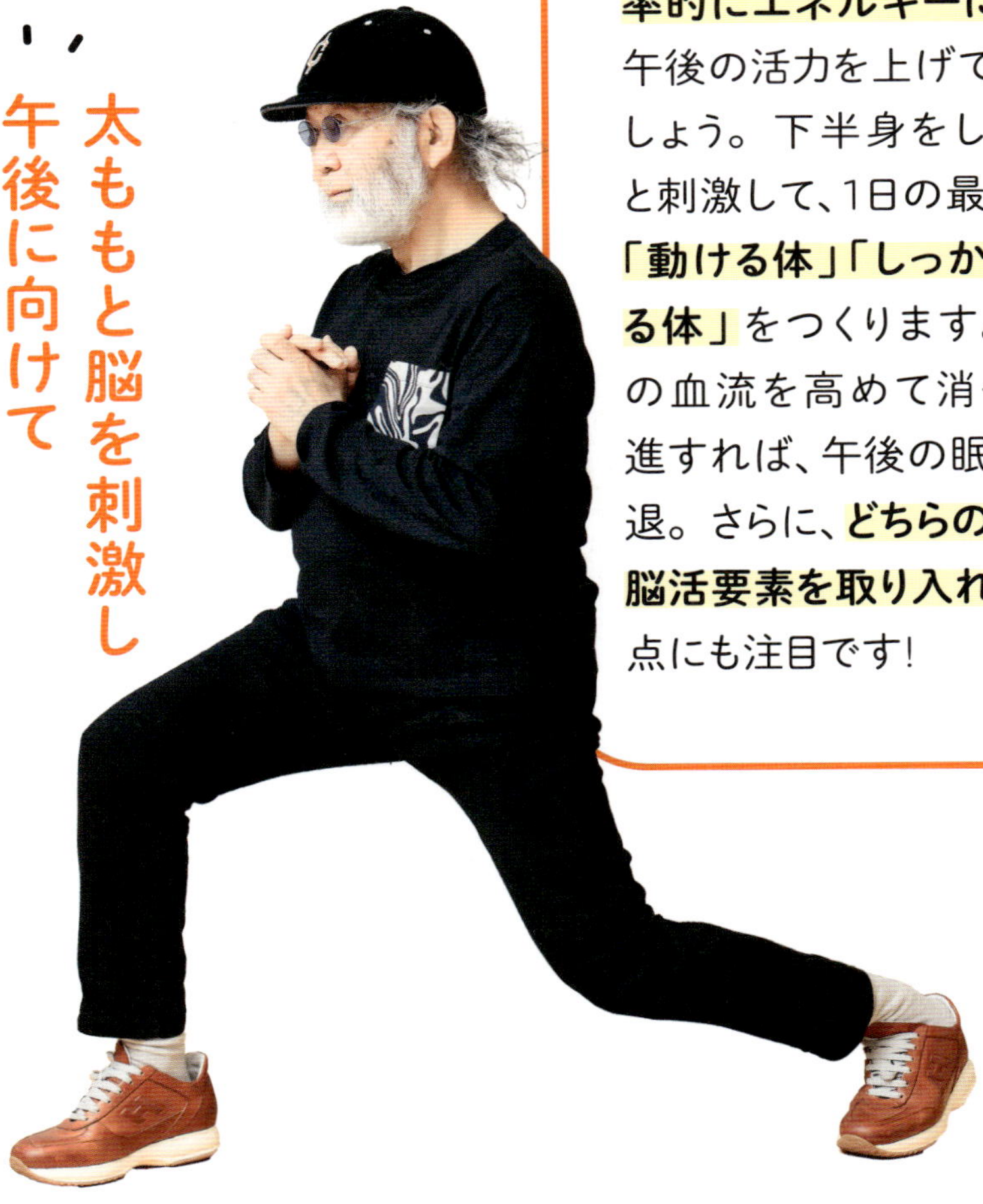

昼のかまた体操

脳や筋肉を刺激して「動ける体」をつくる

ランチの後は、ランジやツイストで**食べたものを効率的にエネルギーに変え**、午後の活力を上げていきましょう。下半身をしっかりと刺激して、1日の最後まで**「動ける体」「しっかり立てる体」**をつくります。全身の血流を高めて消化を促進すれば、午後の眠気も撃退。さらに、**どちらの体操も脳活要素を取り入れている**点にも注目です！

かまた体操

4 足踏みツイスト

→ 42ページ

足踏みと「ツイスト」を合体! 足のポンプ機能を回復し、血流と心肺機能を高めて軽やかな体に。ツイストのひねりで消化を促し、数を数えながらの動きで脳も刺激。60代以降には最高の脳トレです。

足を高く上げて足踏みし
下半身の血流アップ!

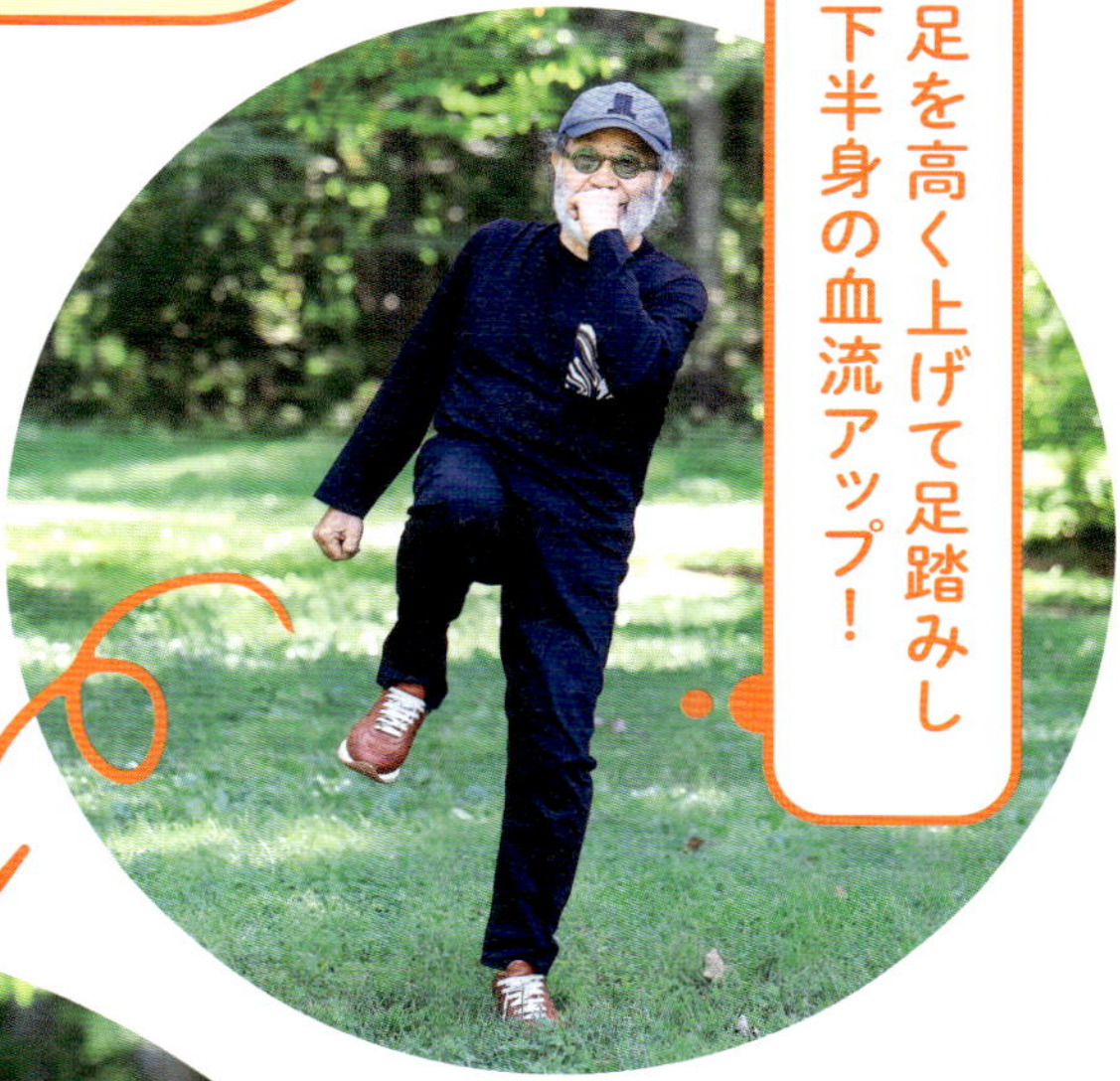

「ひねり」で腸を動かし、消化を促進!

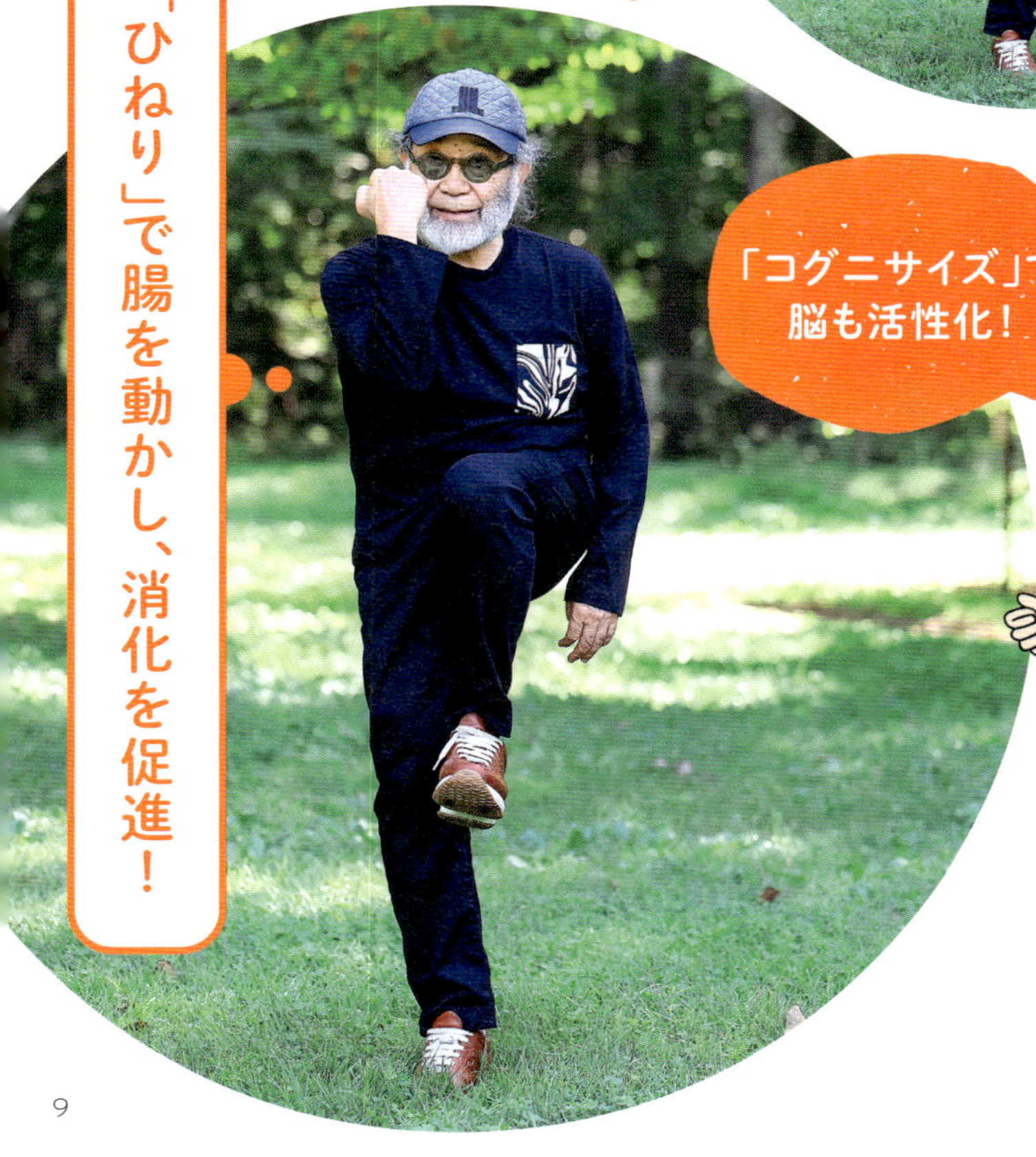

「コグニサイズ」で
脳も活性化!

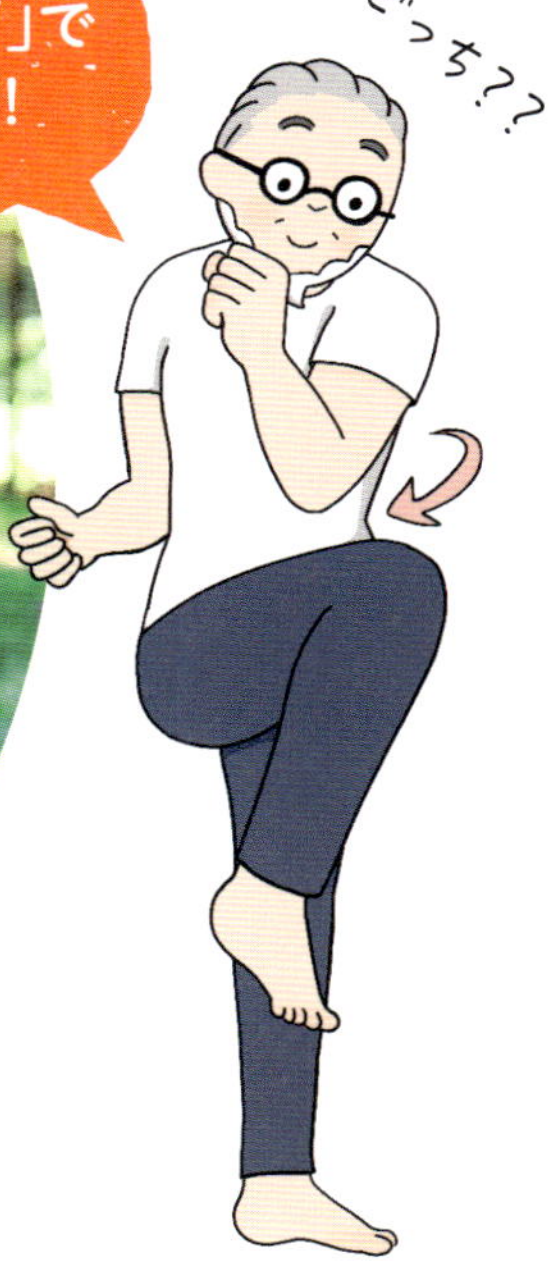

かまた体操

5 内臓ほぐし

→ 46ページ

ヨガで有名な「猫のポーズ」「牛のポーズ」に、お尻をグルグル回す動きを追加しました。「縮めて」「伸ばして」「回して」、3つの動きで腸を丁寧にほぐしていきます。

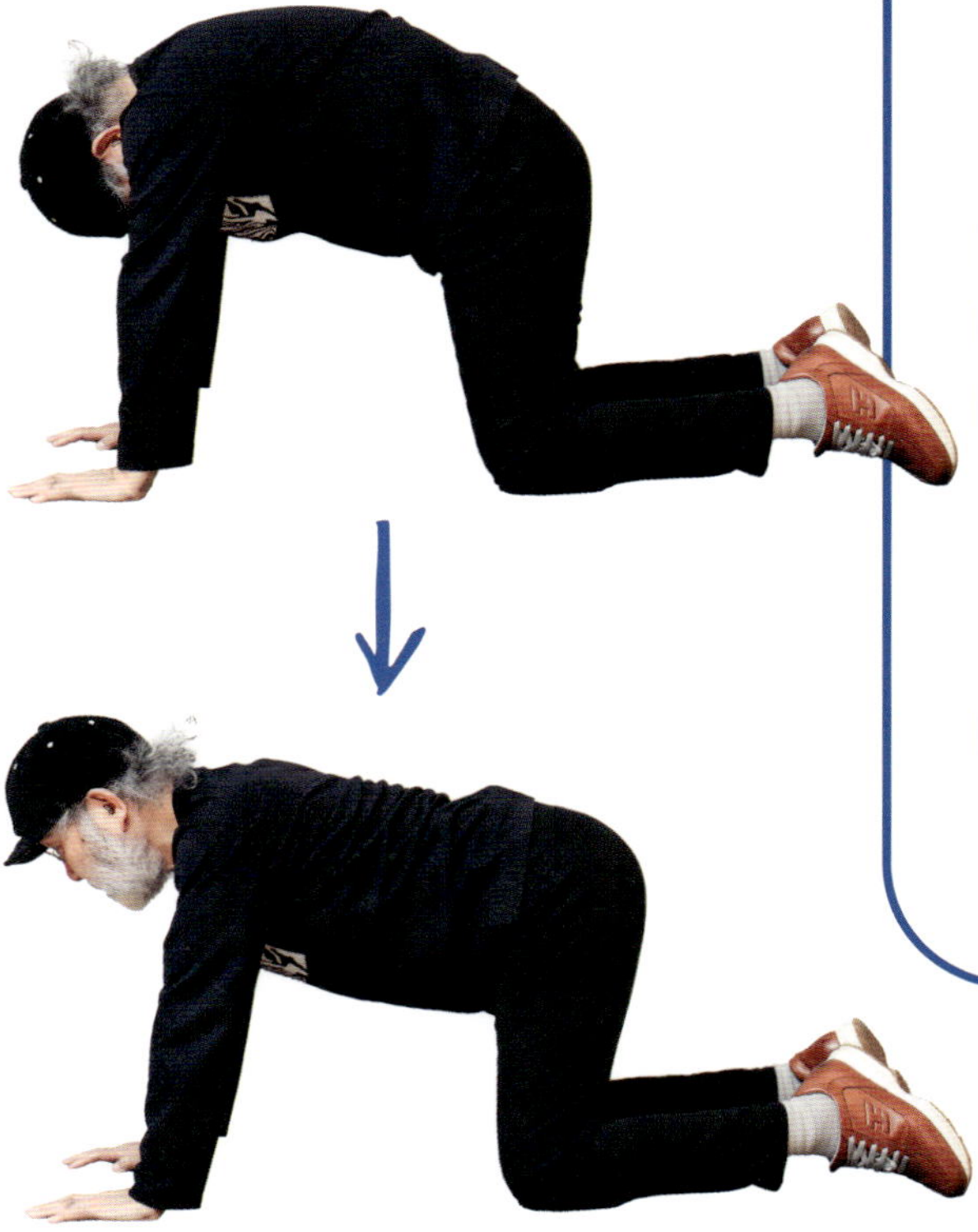

腸をほぐして快眠、
翌朝は快便に！

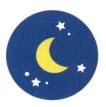

夜のかまた体操

腸と肩甲骨をほぐして ぐっすり睡眠、翌朝快便！

寝る1時間前には、「ほぐす体操」で心と体を入眠モードへ切り替えます。腸や肩甲骨をほぐせば、**背中や内臓まわりの血流がアップ**。自律神経が整い、**深い眠り**へと導かれていきます。しっかり疲れをリセットすれば、次の日の目覚めが驚くほどスッキリ。さらに、**快便効果で朝から爽快**に1日をスタートできます。

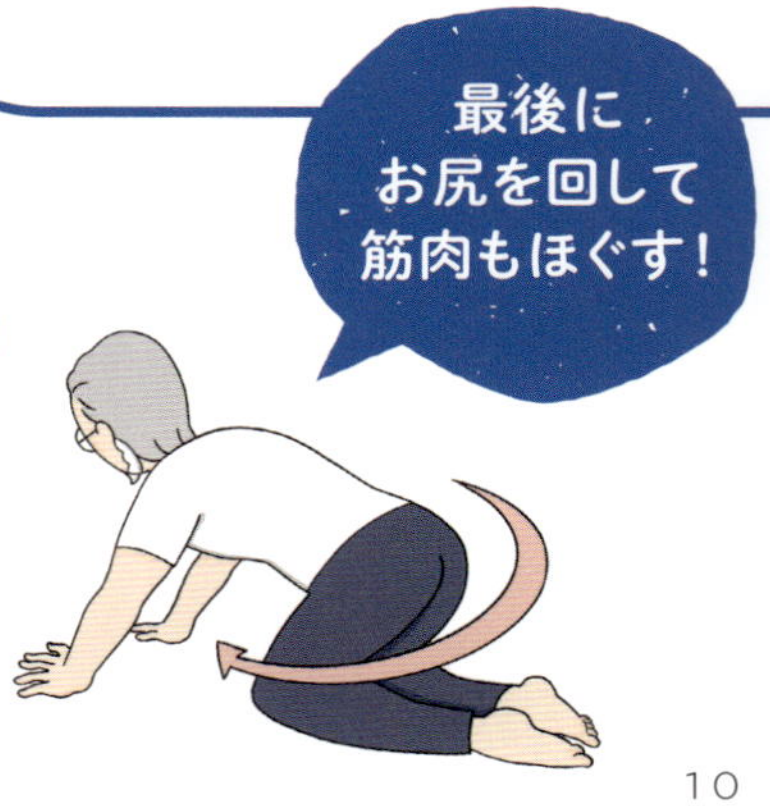

かまた体操

6 肩甲骨はがし

→ 50ページ

日中の活動でガチガチに固まった肩甲骨を「寄せて」「下げる」ことで肩を解放し、心身ともにリラックス。かかと落とし効果で、骨活ホルモンの分泌も促します。

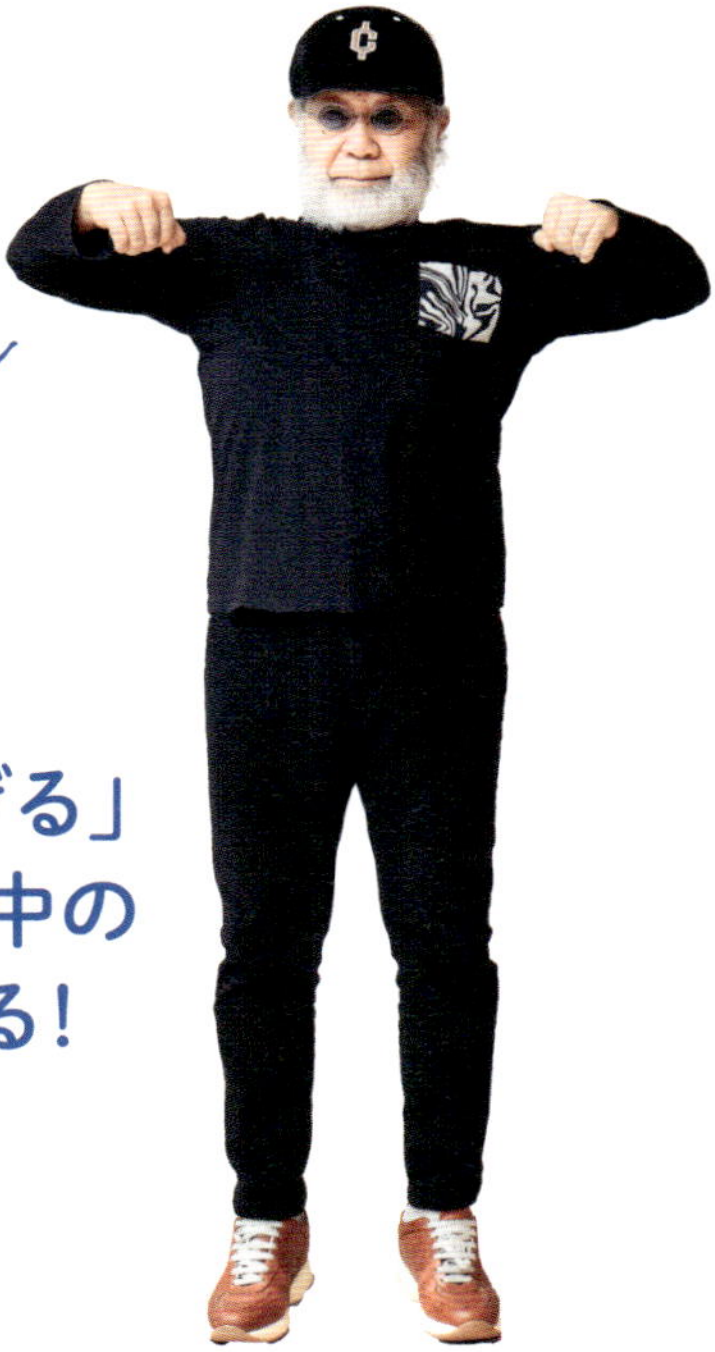

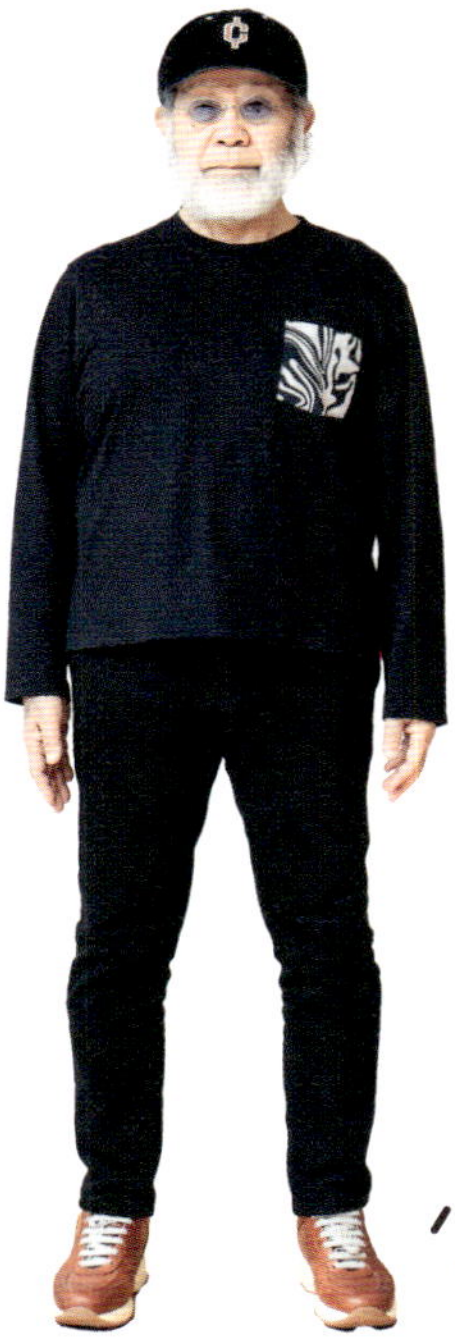

肩甲骨を
「寄せて」「下げる」
2つの動きで背中の
筋肉をゆるめる!

かかとを
打ちつけて
骨も強く!

スペシャル編

ロコデモウォーキングにも注目!

→ 56ページ

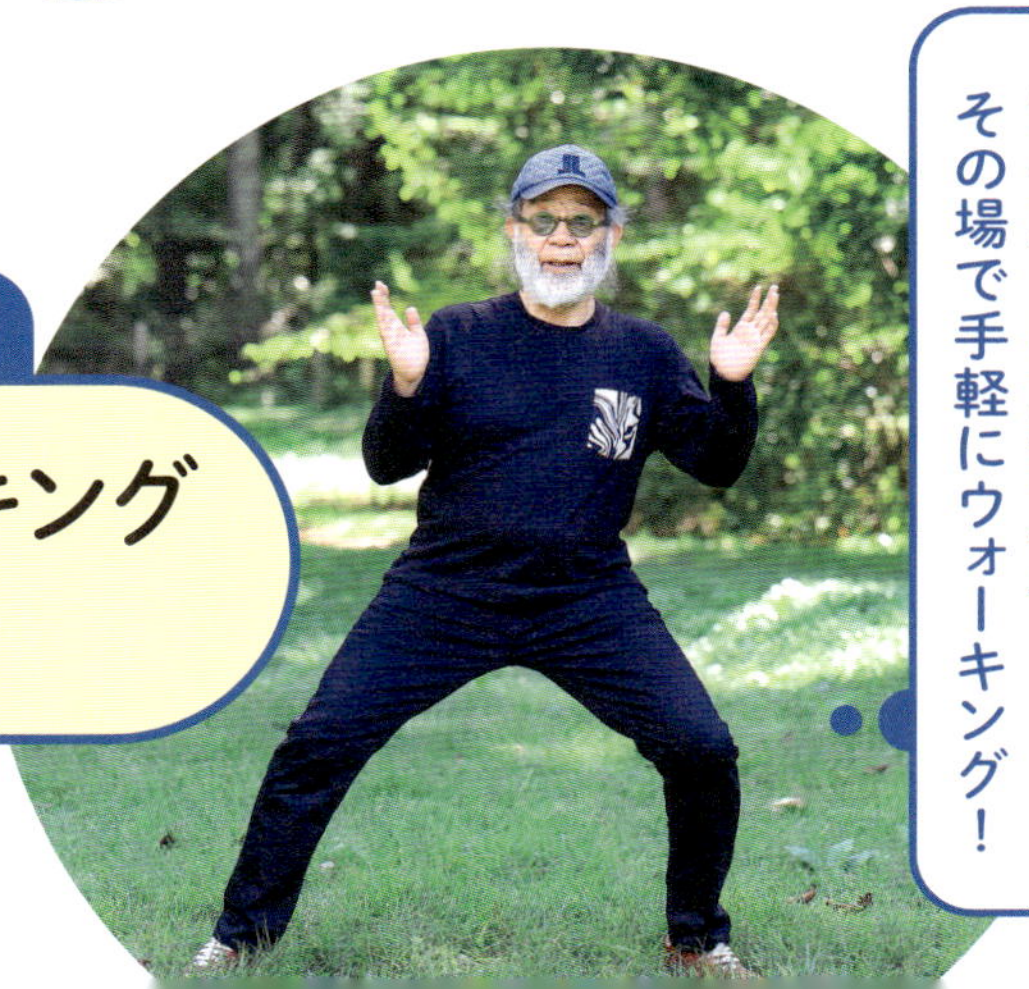

ツイストとステップで
その場で手軽にウォーキング!

「かまた体操」で100歳までピンピン元気に 筋肉 骨 血管 脳 腸 5つの力を強く！

「きん・こつ・けつ・のう・ちょう」って、なんだか呪文みたいですよね。

でも、この言葉こそが、100歳までピンピン元気に過ごすためのカギなのです。

筋肉（きん）の衰えは、心身の働きが弱くなる「フレイル（虚弱）」の原因に。まだ長い人生に必要なのは、お金よりも筋肉、「貯金」よりも「貯筋」です。自分の足でどこへでも歩いていける力は、生活の質を維持するために欠かせません。**骨（こつ）が弱ると骨粗しょう症や骨折が心配**です。骨は何歳からでも育てることができます。体を支える屋台骨を育てて、不安のない生活を送りましょう。**血管（けつ）が硬くなると、動脈硬化を招きます。**血管をやわらかくし、全身に酸素と栄養を送ることで若い体を保てます。**脳（のう）の血流不足は認知機能を低下**させ、「長生きの要《かなめ》」である**腸（ちょう）の乱れは、不調や病気の原因に。**

これら**5つの力**を高めて、一生元気な体をつくる、それが「かまた体操」です！

一生元気な体をつくる5つの力

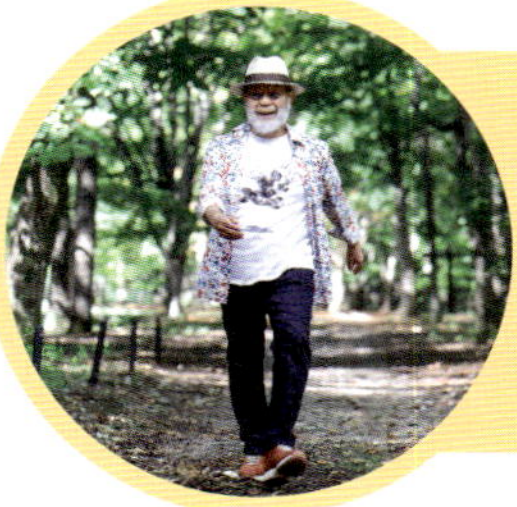

自分の足で歩く力

強い足腰を保って、
いつまでも自分の足で歩く!

きん
筋肉

体を支える力

こつ
骨

丈夫な骨をつくると、
体が安定して骨太な人生を送れる。

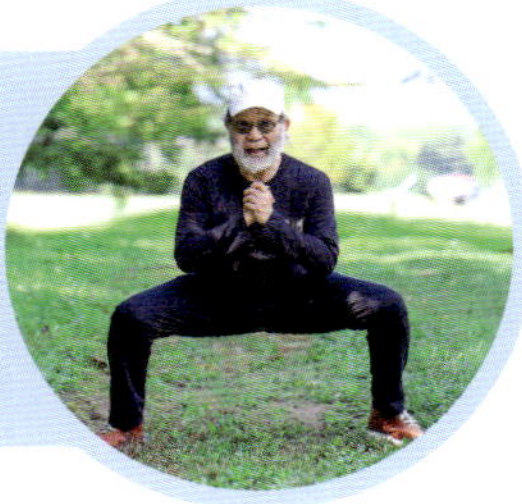

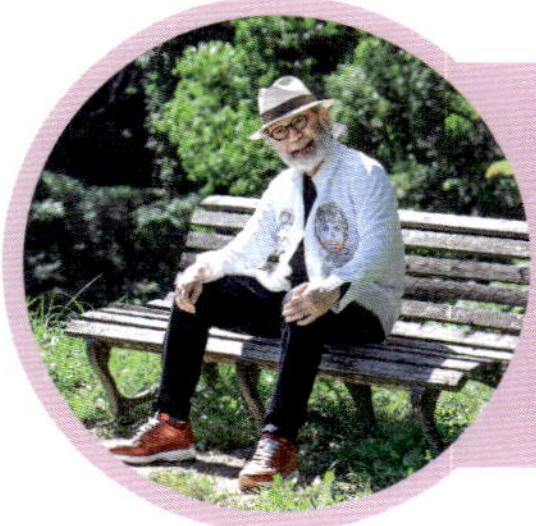

若さを保つ力

血管をやわらかく保ち、全身に
酸素と栄養をめぐらせて若々しく。

けつ
血管

幸せを感じる力

のう
脳

脳を活性化させて、
物忘れ防止と認知機能アップ!

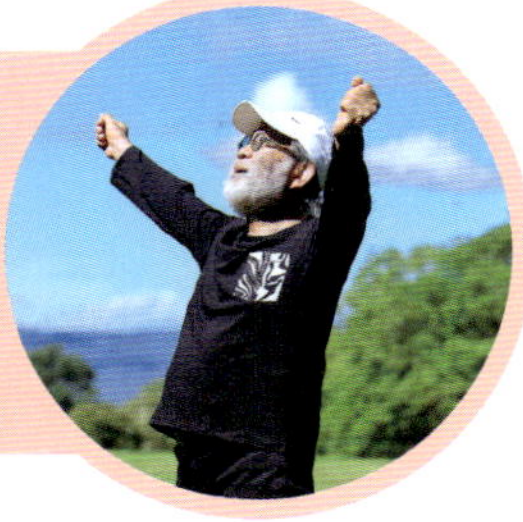

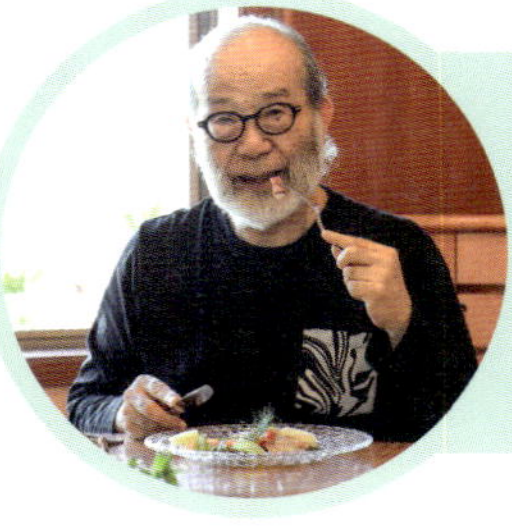

病気を防ぐ力

腸内環境を整えると、代謝が
スムーズになって免疫力も高まる!

ちょう
腸

かまた体操は、なぜ5つの力を高めるの？

毎日刺激を与え「使える筋肉」を保つ

筋肉の衰えで怖いのが、「ロコモ（ロコモティブ症候群）」という状態となり、立つ、座る、歩くなどの運動機能が低下してしまうこと。

ただし、ロコモ研究では、30秒程度の10回スクワットを1日3回、6カ月間行った結果、多くの対象者のロコモ度が改善されたという報告があります（※）。**大切なのは、激しい運動よりも、毎日、筋肉に刺激を与え続けること。**

かまた体操で、やわらかく、使える筋肉を保つ、それが**ぼくの考える「貯筋」**です。

※要支援・要介護高齢者を対象に、通常のリハビリに加えて行った。

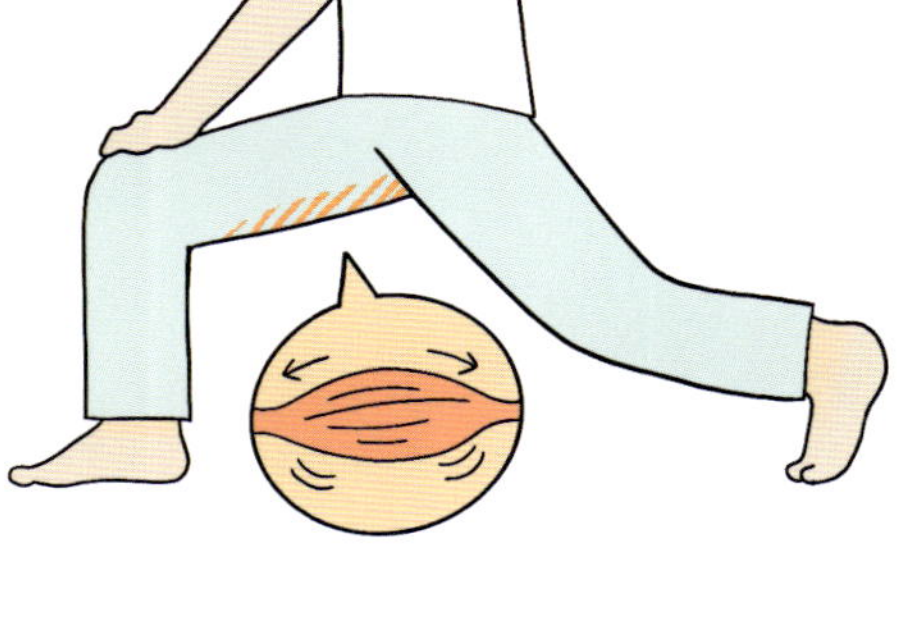

伸ばして縮めて、毎日、最適な強さと頻度で筋肉を刺激することが、筋肉をやわらかく保つ秘訣。

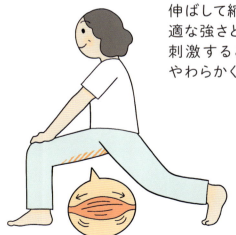

タテ方向の刺激で何歳からでも骨が育つ

ぼくの自慢は、**76歳で骨密度が135%**もあること。そのヒミツは、かかとの骨に刺激を与える**「かかと落とし」**を習慣にしていることです。骨は、「縦方向の物理的な刺激」を加えることで、**骨を育てる骨芽細胞が活性化し、骨密度が高まる**のです。

ほかにも、足を床に打ちつけたり、その場で足踏みをしたり、**かかとに刺激を与えられる動きを意識的にかまた体操に取り入れました。**

骨粗しょう症や足のつけ根の骨折（大腿骨骨折）は、年齢とともにリスクが高まります。毎日コツコツ、骨活を続けたもの勝ちです！

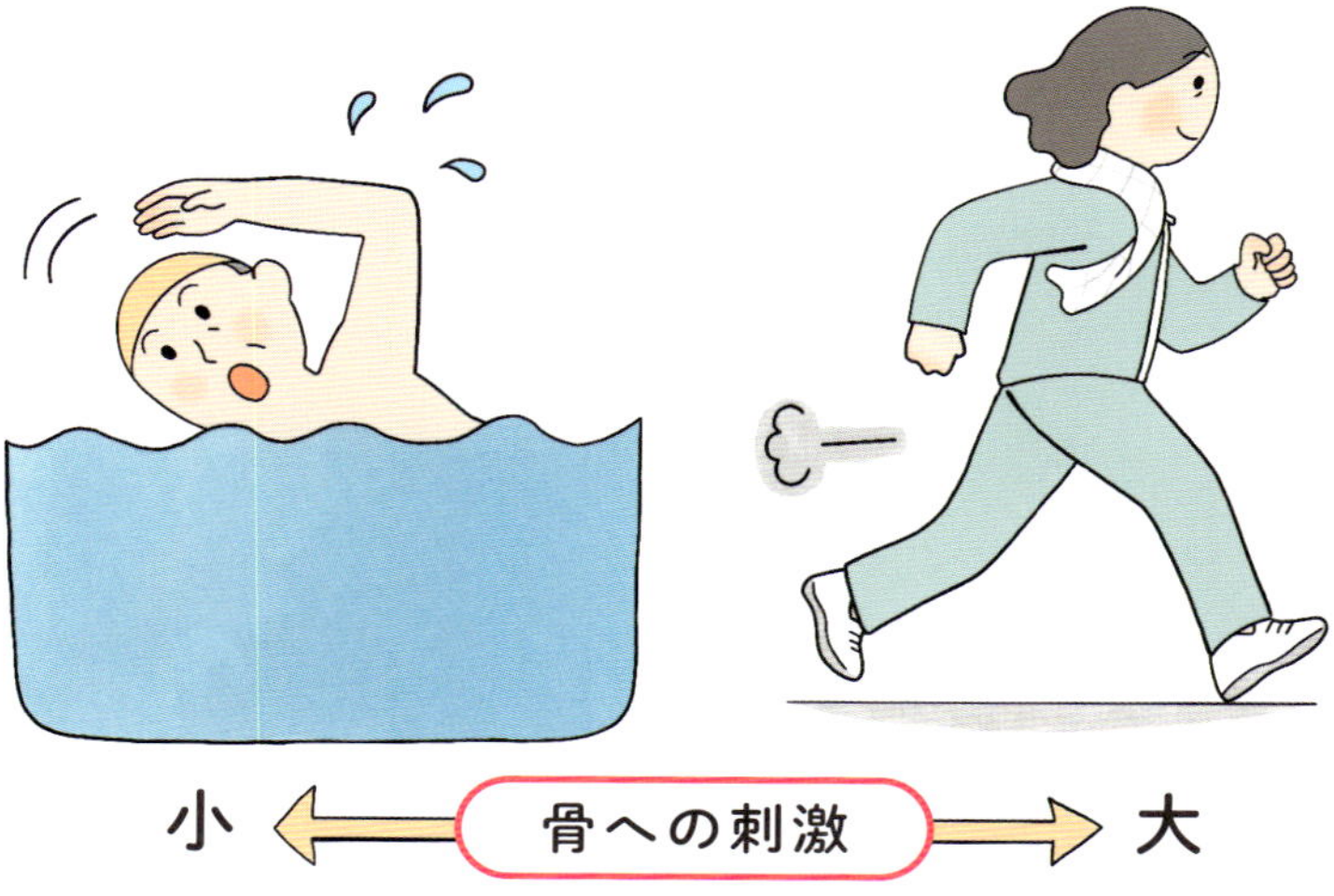

水泳選手よりも、骨に対する物理的な刺激が多い陸上選手のほうが骨密度は高いといわれている。

かまた体操でNOを増やし若い血管を取り戻す！

本来、**血管はゴムのようにしなやか**ですが、加齢とともに硬く、もろくなってしまいます。

とくに、体中の筋肉や臓器に張りめぐらされた毛細血管が老化し、**血液が流れない「ゴースト血管」**になると一大事。内臓機能が低下しますし、脳の毛細血管がゴースト化すれば、認知症の原因にもなってしまいます。

この血管の老化を防ぐカギとなるのが、**一酸化窒素（NO）**です。NOには血管を広げてやわらかくする働きがあり、まさに**血管を若く保つ救世主**。NOは簡単な運動で増えるので、かまた体操で若い血管を保ちましょう！

血流がアップすると、血管内膜の細胞が刺激され、NOが放出される。そのためには、適度な運動が欠かせない。

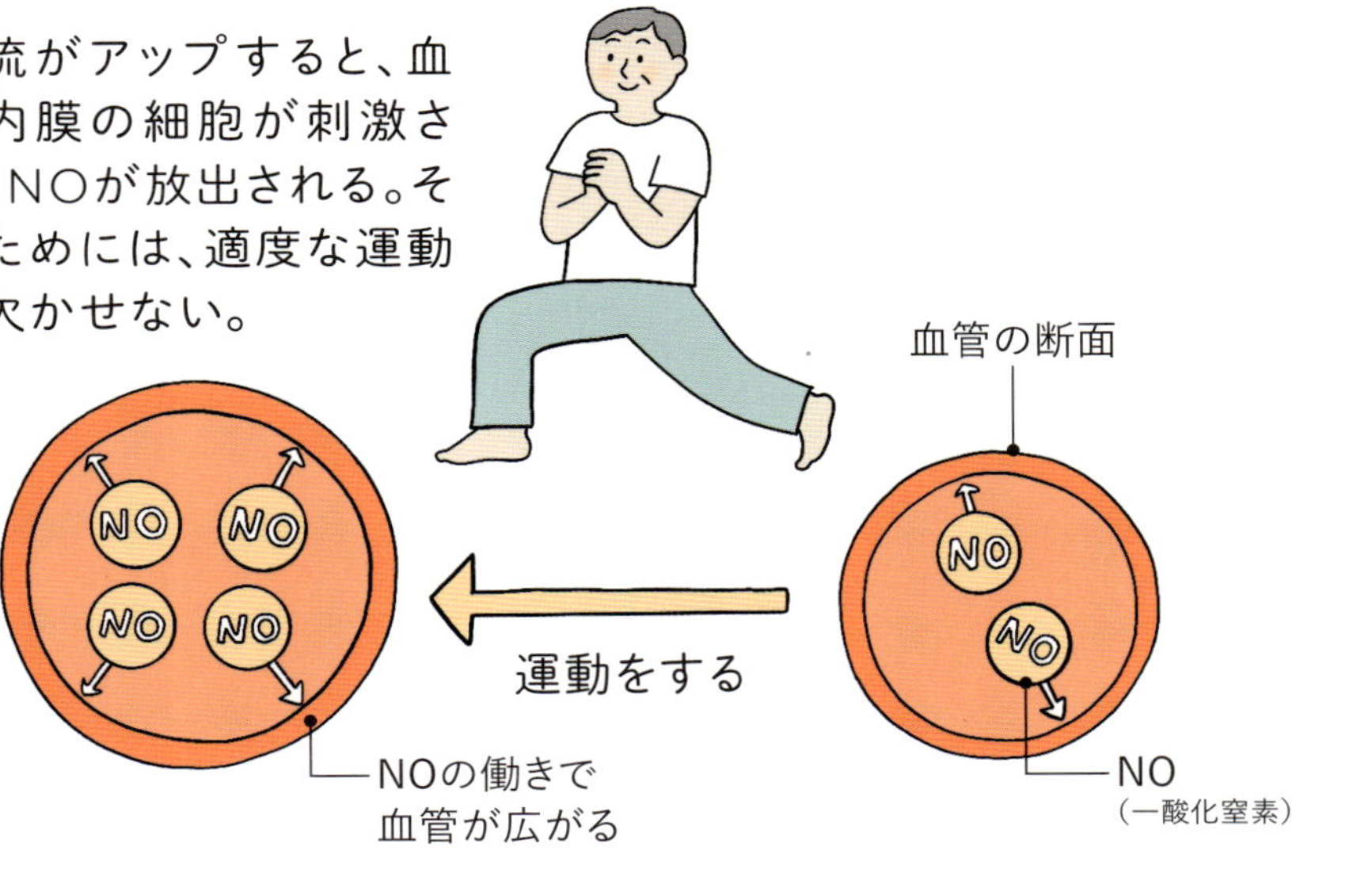
血管の断面
NO
NO
NO
NO
NO
NO
運動をする
NOの働きで
血管が広がる
NO
（一酸化窒素）

夢の若返りホルモンで脳を活性化！

かまた体操では、**太ももやふくらはぎなどを使う動き**を積極的に取り入れました。その理由のひとつは、大きな筋肉を動かすことで、**「マイオカイン」**が増えるからです。

マイオカインとは、筋肉から分泌されるホルモンの総称で、**別名「若返りホルモン」**。血圧や血糖値を下げる働きから、がん予防まで、さまざまな健康効果が期待されています。

さらに注目すべきは、マイオカインの中には、**脳細胞の成長や修復を助ける**ものもあること。筋肉を動かすたびに脳も元気になる、そんなイメージでかまた体操を行いましょう。

マイオカインは運動によって筋肉から分泌され、血流にのって全身によい影響を与える。

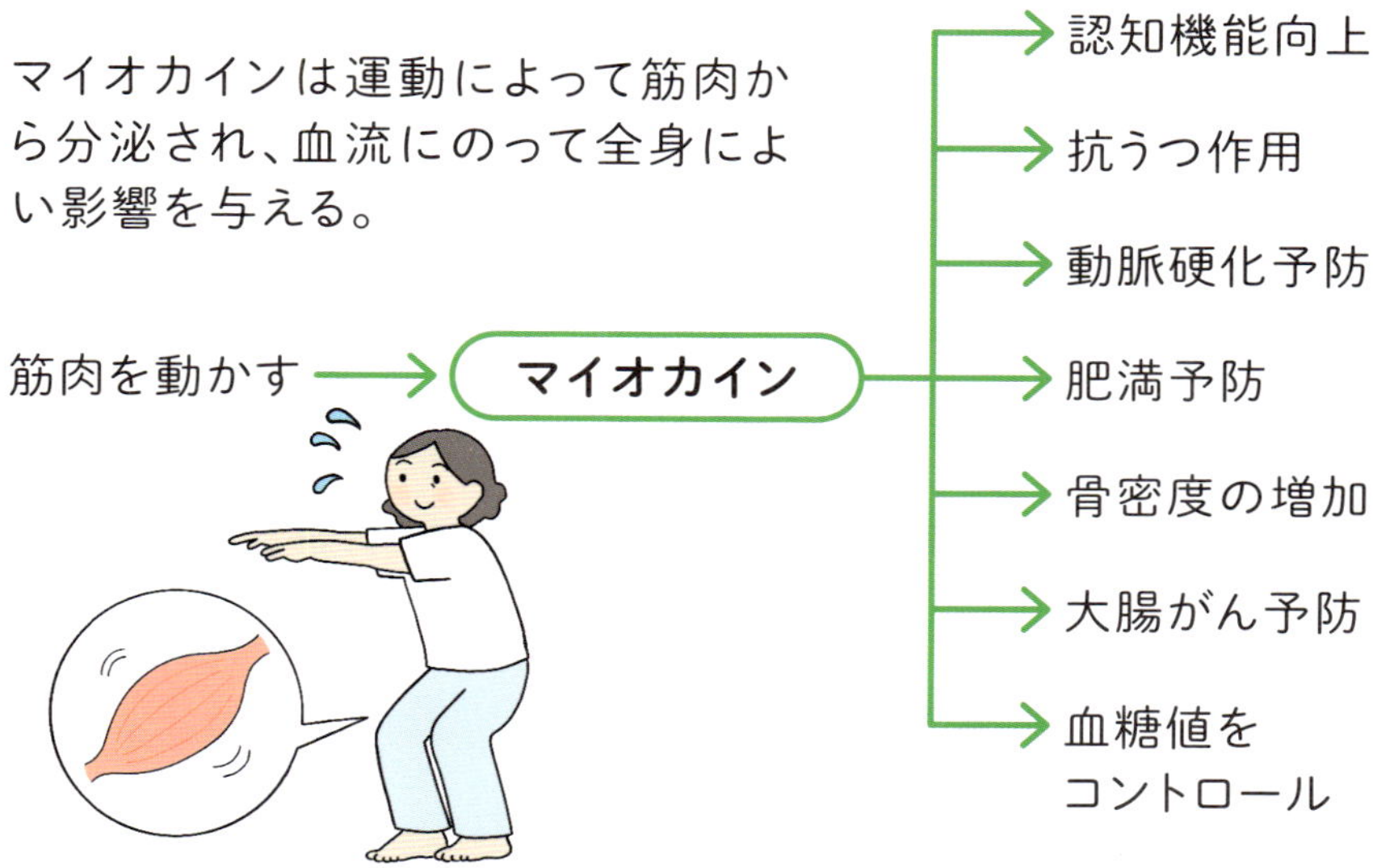
筋肉を動かす
マイオカイン
認知機能向上
抗うつ作用
動脈硬化予防
肥満予防
骨密度の増加
大腸がん予防
血糖値をコントロール

「縮める」「伸ばす」「ひねる」で腸を元気に

腸は**免疫細胞の約7割が集中**するうえに、最近では「脳腸相関《のうちょうそうかん》」といって、脳と腸が密接にかかわっていることがわかってきました。

幸せホルモンのセロトニンも腸でつくられます。**幸せを感じたいなら腸を動かす**こと。

そんな腸を強くするために、かまた体操では、**「縮める」「伸ばす」「ひねる」**という3つの動きを取り入れました。この動きは、腸をダイレクトに刺激しながら腹圧を高めるため、便秘の解消にも効果的。免疫力も高まり、**病気になりづらい体**になっていきます。今日から、かまた体操で「腸活」をスタートです！

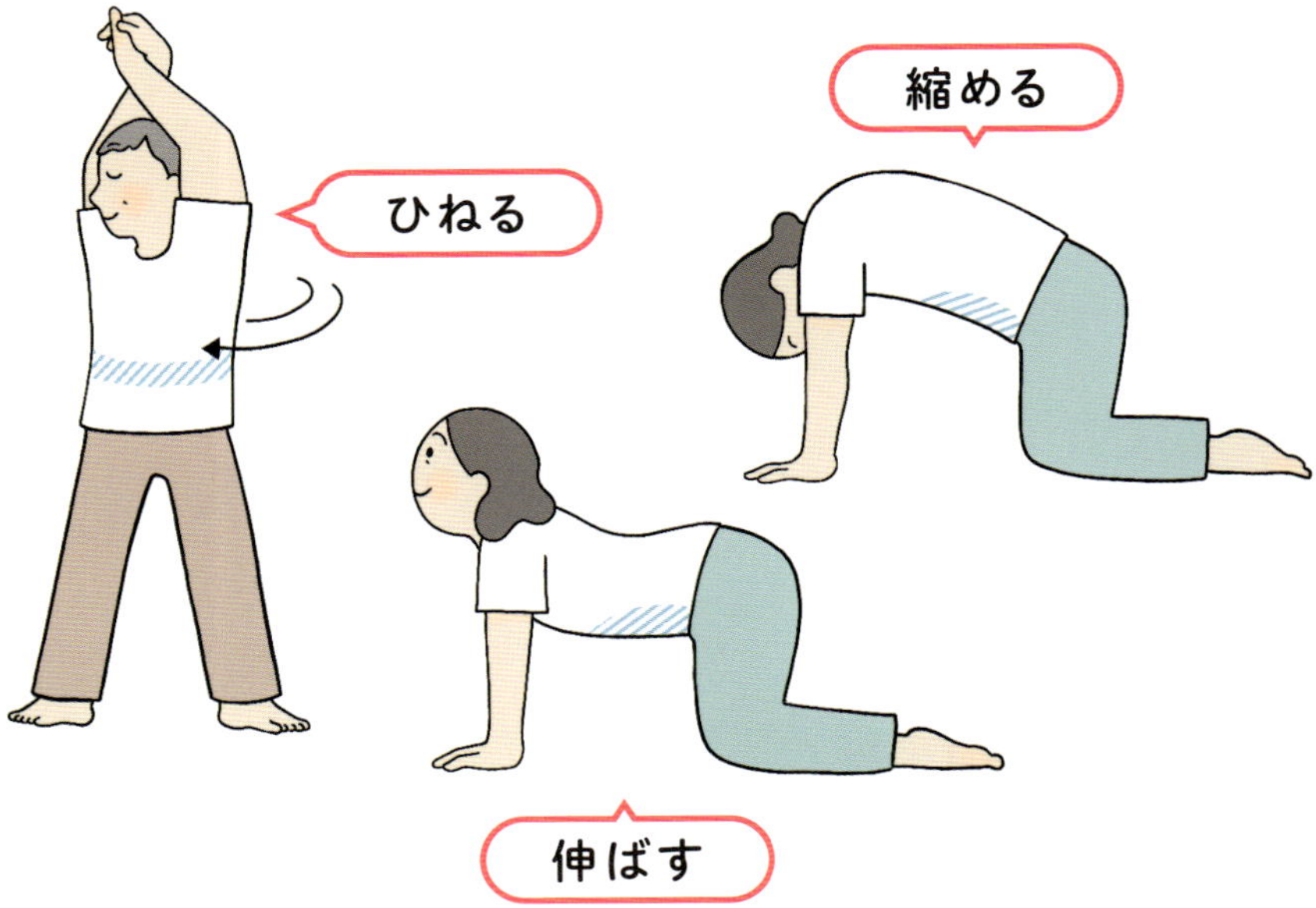

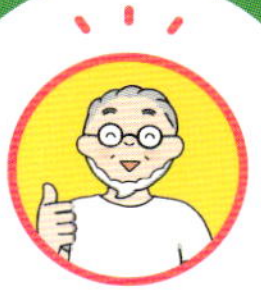

ぼくの体は70代で大きく変わりました

ぼくは現在76歳。一時期は体重が80kgに達し、体力の衰えを痛感するようになっていました。体は重いし、少し歩くと息切れがしてしまう……。このままではダメだ、健康を取り戻さなければと決意したのが、60代中盤の頃です。

最初は、スクワットやランジなどの筋力トレーニングやウォーキングを無理のない範囲ではじめ、少しずつ負荷をかけながら、毎日の習慣にしていきました。

その結果、**体重は80kgから73kg**に減少。血圧も**上が１４０、下が90だったのが、上が１２０、下が70**に改善。糖尿病のリスクを判定する**ヘモグロビンＡ１ｃは、６・４％から基準値以下の５・３％となり**、**骨密度はなんと１３５％**に！

「かまた体操」は、そんなぼくの経験をもとに、**誰でも無理なくできて、最大の健康効果を得られるよう考えた体操**です。朝・昼・夜に毎日1分ずつ、自分の体と向き合う時間を持ちましょう。それだけで、何歳からでも体は変わります！

かまた体操は こんな人 こんなときにぴったり！

何歳でも元気に歩きたい人

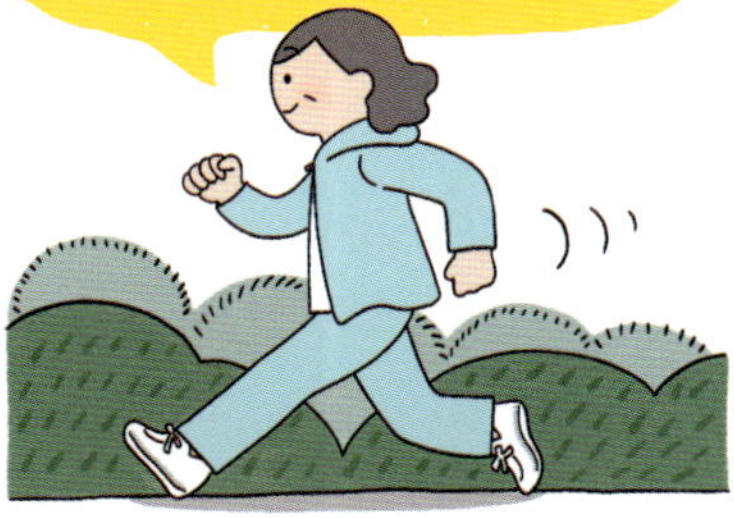

買い物に行く、散歩を楽しむ、天気のいい日にハイキング。**自分の足で歩けることは、人生の喜びそのもの**です。かまた体操を続ければ、筋力低下を防ぎ、何歳になっても力強く歩けます！

姿勢を美しくして若返りたい人

骨を支える筋肉が凝り固まったり、弱まったりすると、猫背や反り腰になりがちです。かまた体操で、毎日筋肉にほどよく刺激を与えて、やわらかくほぐしていけば、**美しい姿勢を保て、体も見た目も若返ります！**

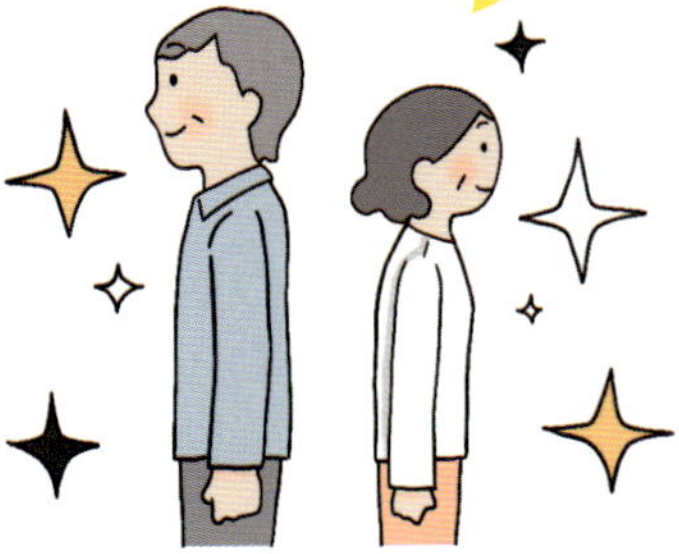

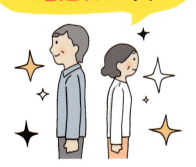

心を落ち着かせたいとき

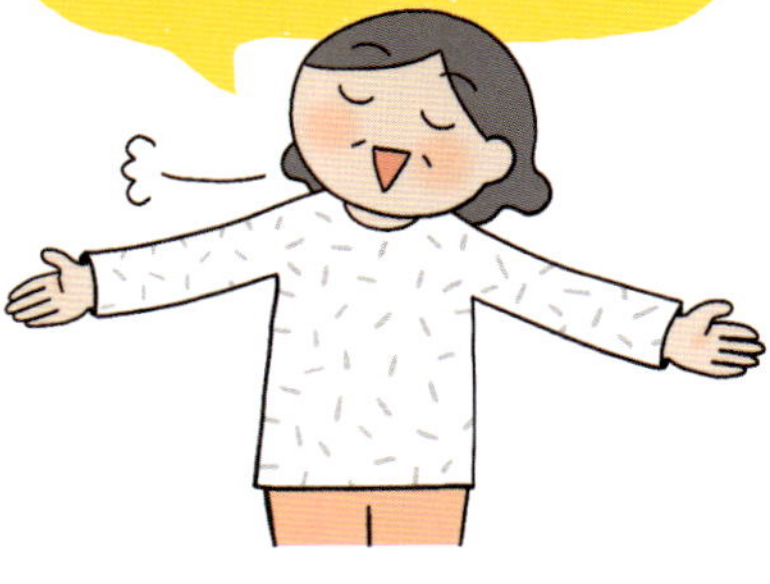

かまた体操は、深く吸ってゆっくり吐く呼吸を大切にしています。これが**副交感神経を刺激し、緊張した心と体をふっと和らげて**くれます。不安や焦り、緊張は、かまた体操で呼吸とともに洗い流しましょう。

「なんとなく疲れやすい」「昔のように動けない」、そんなふうに感じたら「かまた体操」の出番です。無理なく、毎日続けて体の調子を整え、気持ちも前向きに変えていきましょう！

スッキリと目覚めたい人

1日の終わりに、かまた体操で心と体をリセットしましょう。交感神経から副交感神経へ。入眠前にこの切り替えがスムーズにできると、**睡眠の質がグッと上がり、翌朝の目覚めが変わります。**

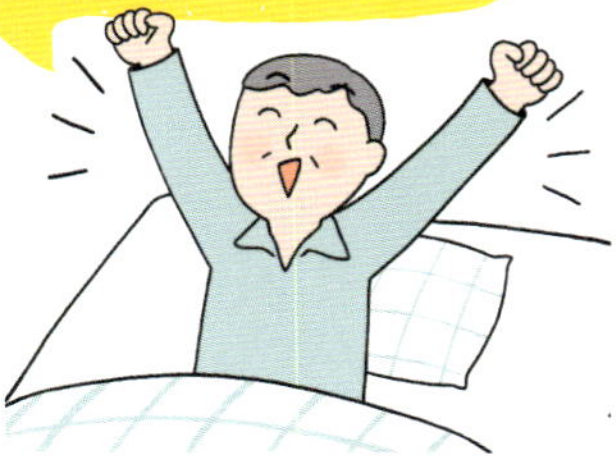

仕事のパフォーマンスを上げたいとき

かまた体操は血流改善効果も大。血液のめぐりがよくなって、脳に酸素や栄養分がしっかり供給されると、**仕事のパフォーマンスも大幅にアップ**します。ぜひ、ビジネスパーソンも試してみてください。

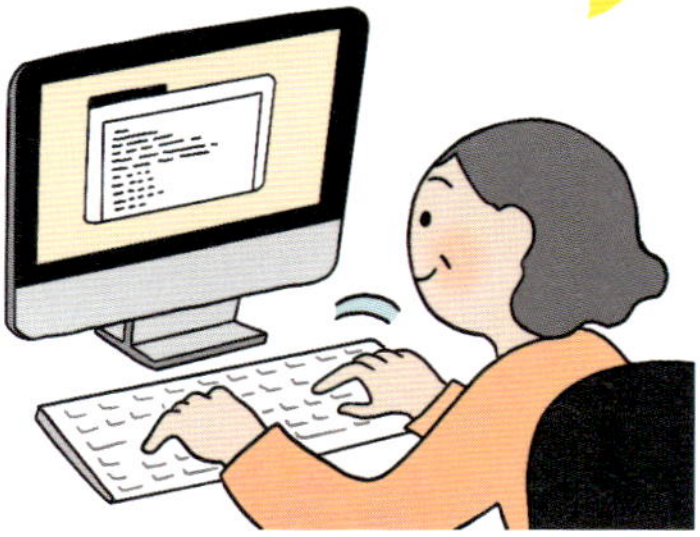

家族の健康を守りたい人

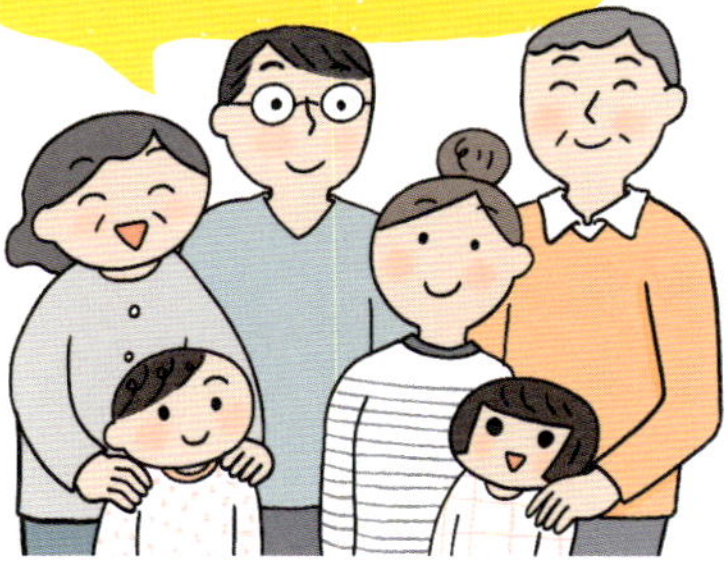

かまた体操は、年齢を問わず、家族みんなで取り組めます。**高齢を見据えた中高年世代から、若い世代やお子さんまで**、みんなで一緒に楽しく体を動かしましょう。毎日の運動習慣で、家族全員が元気になれます！

もくじ

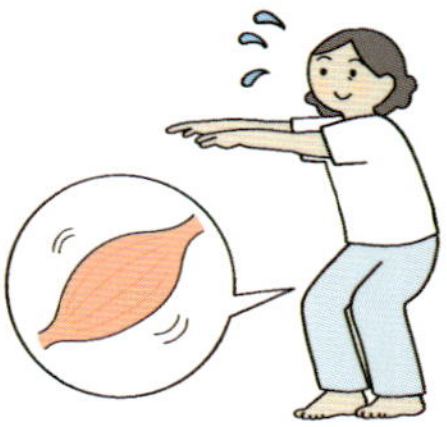

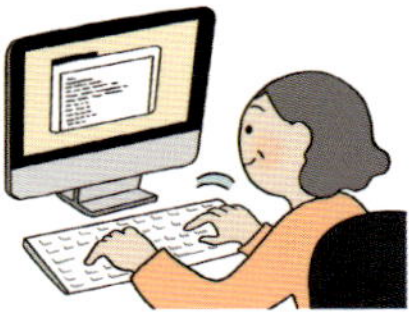

第1章

朝・昼・夜にたったの1分！
6つの「かまた体操」で動ける体になっていく！

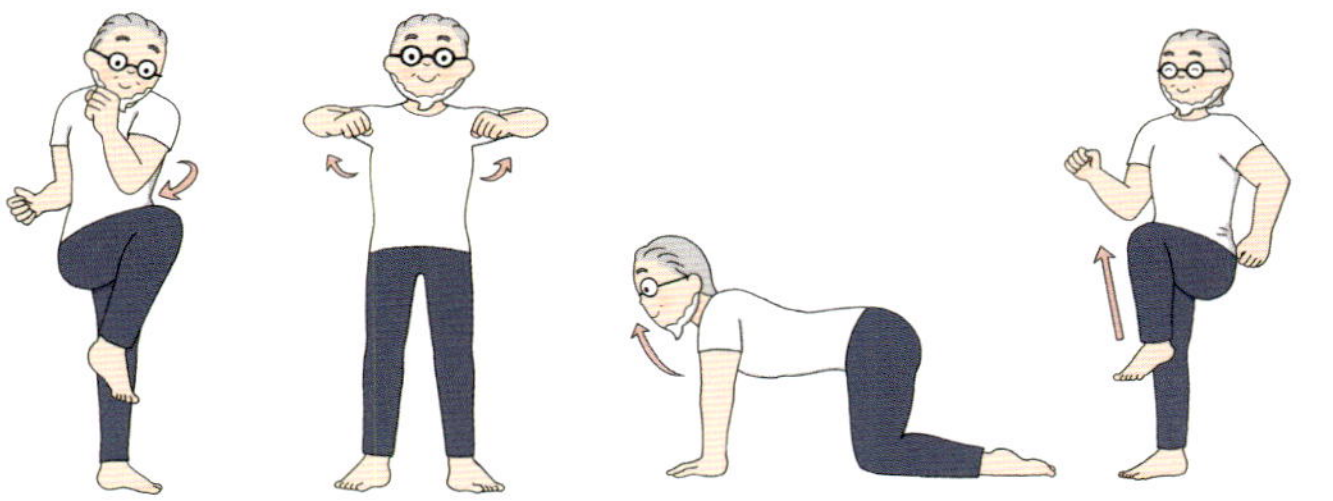

第2章

痛み・しびれ・こり・疲れ・不眠……
鎌田式「カラダ改善」体操で不調とサヨナラ！

第3章

ぼくをつくり上げた11のこと　体も頭もシャキッと元気

鎌田式「長生き習慣」のコツ

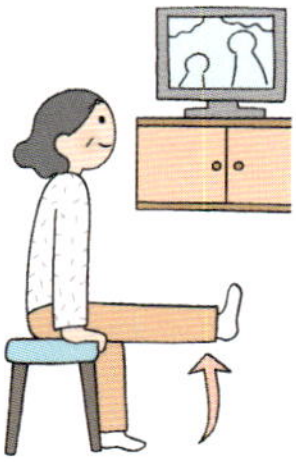

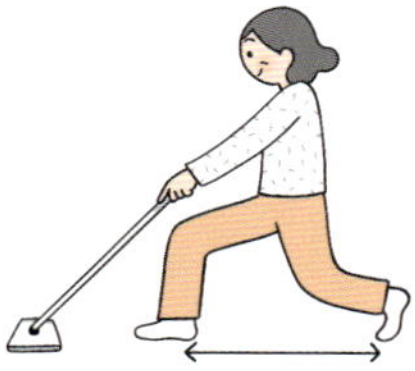

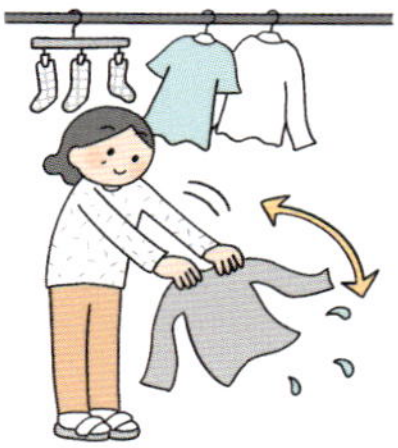

第1章

朝・昼・夜にたったの1分！

6つの「かまた体操」で動ける体になっていく！

それでは、かまた体操をはじめましょう！

かまた体操は、**朝・昼・夜に2つずつ**、**全部で6つの体操**を行います。この6つで**「きん・こつ・けつ・のう・ちょう」がすべて元気**になります。**各体操は約30秒なので、1回たったの1分！すべての体操を合わせても1日3分**だから、とことんずぼらな方でも大丈夫。この手軽さも、続けられる秘訣です。短い時間でも、毎日続ければ、確実に**「動ける体」**に変わっていきます。

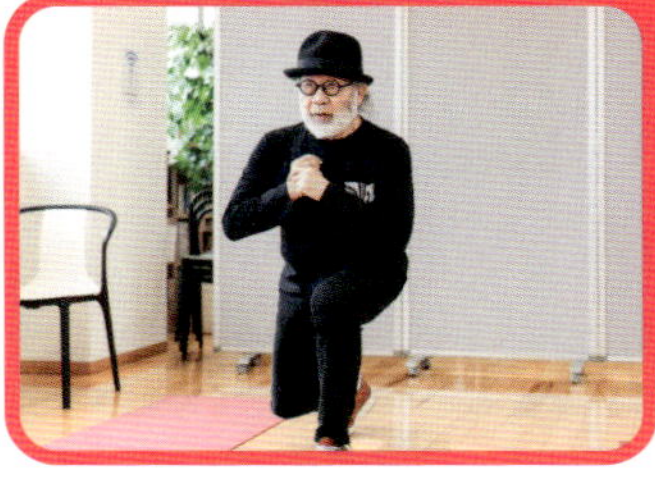

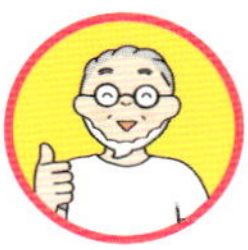

ぼくの考える最高の薬とは、「**継続**」。午後が忙しい日は、**昼の体操を朝や夜にまとめてやってもいい**し、逆に、**余裕のあるときは回数を多く**することで、さらに若返りを図れます。そんなふうに、柔軟に取り組んでみてください。

朝・昼・夜に1分！かまた体操のメリット

朝のかまた体操では、体を伸ばして血流を上げ、ひねりの動作で腸を活発に。全身を動かし、体を目覚めさせます。

昼には、消化を促し、筋肉と脳を刺激して、1日の後半に向けて活力に満ちた体をつくる体操を。そして夜は、背中の

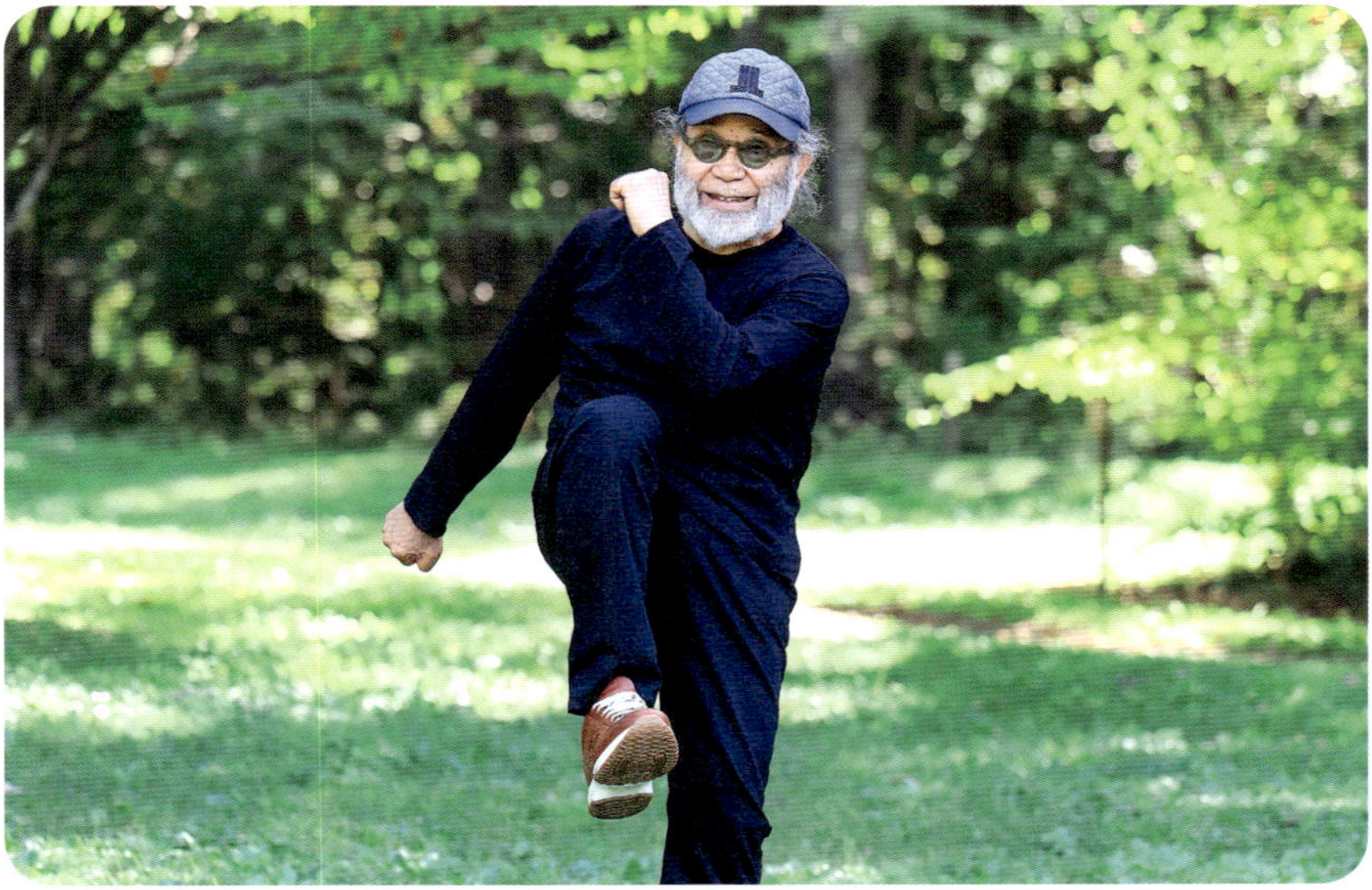

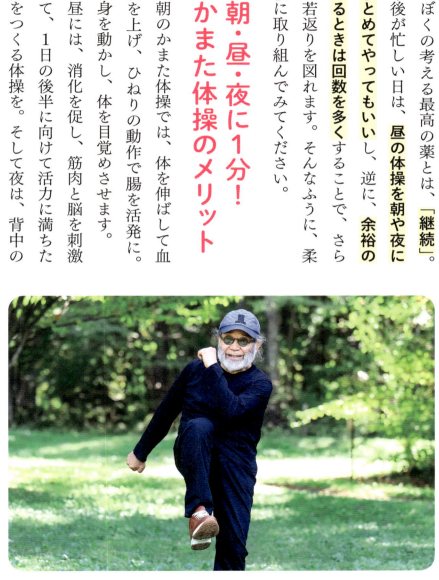

筋肉や内臓をほぐし、呼吸を整え、健やかな眠りへ導く体操を。大まかに言えば、朝は体を**「目覚めさせる」**体操、昼は**「刺激する」**体操、夜は**「整える」**体操といった具合に、それぞれの時間で最大の効果を発揮するように考えました。

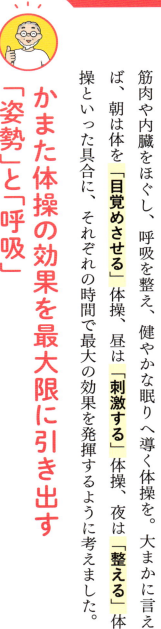

かまた体操の効果を最大限に引き出す「姿勢」と「呼吸」

正しい姿勢とは、**耳からくるぶしまでが一直線になった状態**とされています。かかと、ふくらはぎ、お尻、肩甲骨、後頭部を壁につけて立てますか？かまた体操では、この**「基本の姿勢」を常に意識**します。毎日続ければ、**自然と正しい姿勢が身につき、猫背、反り腰、体のゆがみも改善**されていきます。

そして、もうひとつ大切なのが、**呼吸**。必ず鼻から息を吸い、吐くときは鼻からでも口からでもオッケーです。ポイントは、なるべくゆっくり吐き切ること。**「腹式呼吸」**と呼ばれるこの呼吸法は、横隔膜を上げたり下げたりするので、副交感神経が優位に働きます。**心身がリラックスし、凝り固まった筋肉も緊張から解放**されます。体操中も、できるだけ「腹式呼吸」を意識してください。

かまた体操「基本の姿勢」と「呼吸」

「姿勢」と「呼吸」で、
体操の効果を最大限に引き出します。

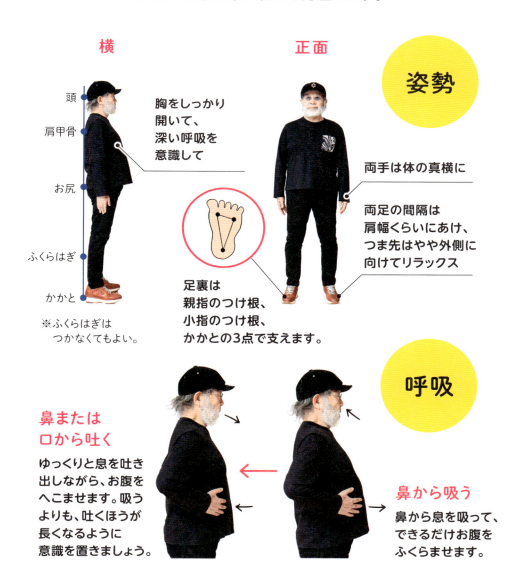

姿勢

横

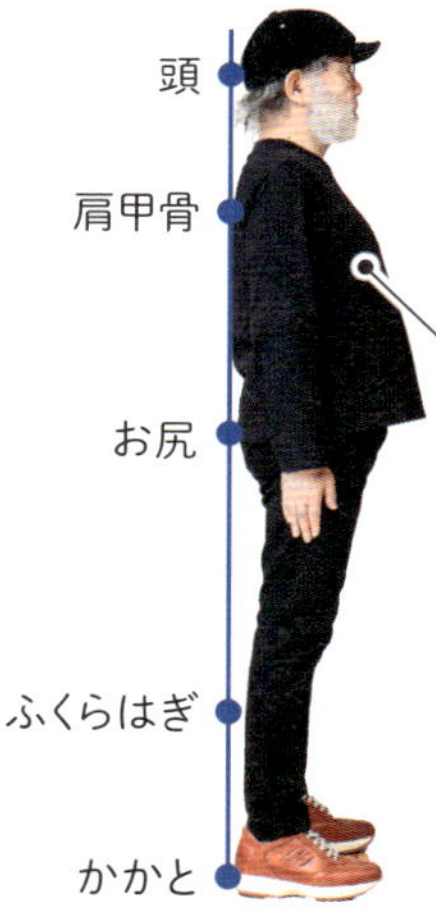

胸をしっかり開いて、深い呼吸を意識して

※ふくらはぎはつかなくてもよい。

正面

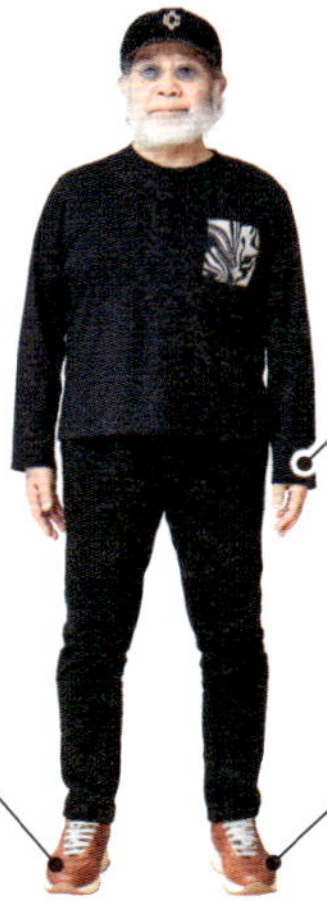

両手は体の真横に

両足の間隔は肩幅くらいにあけ、つま先はやや外側に向けてリラックス

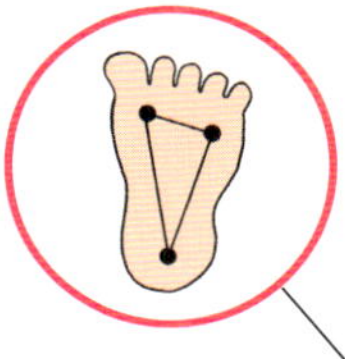

足裏は親指のつけ根、小指のつけ根、かかとの3点で支えます。

呼吸

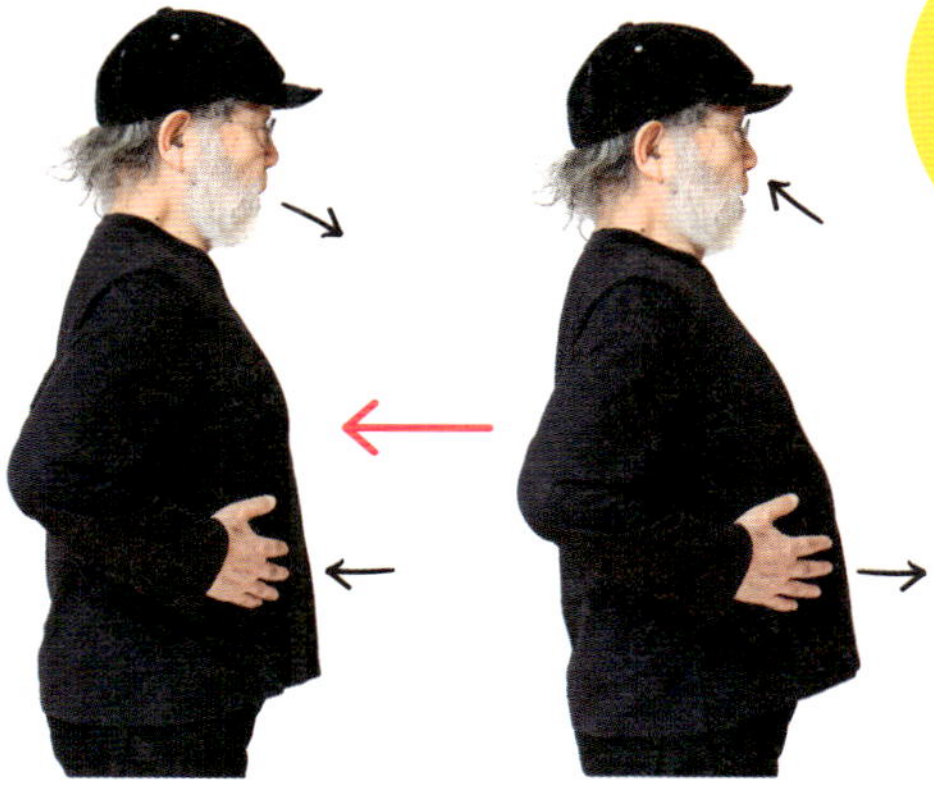

鼻または口から吐く

ゆっくりと息を吐き出しながら、お腹をへこませます。吸うよりも、吐くほうが長くなるように意識を置きましょう。

鼻から吸う

鼻から息を吸って、できるだけお腹をふくらませます。

かまた体操 1

呼吸が深くなり、腸も目覚める!

体側伸ばし&腸ひねり

やるのは　朝

所要時間　30秒

ここに効果的!

きん
筋肉

けつ
血管

ちょう
腸

ろっ骨の間を広げる気持ちで肺をふくらませよう!

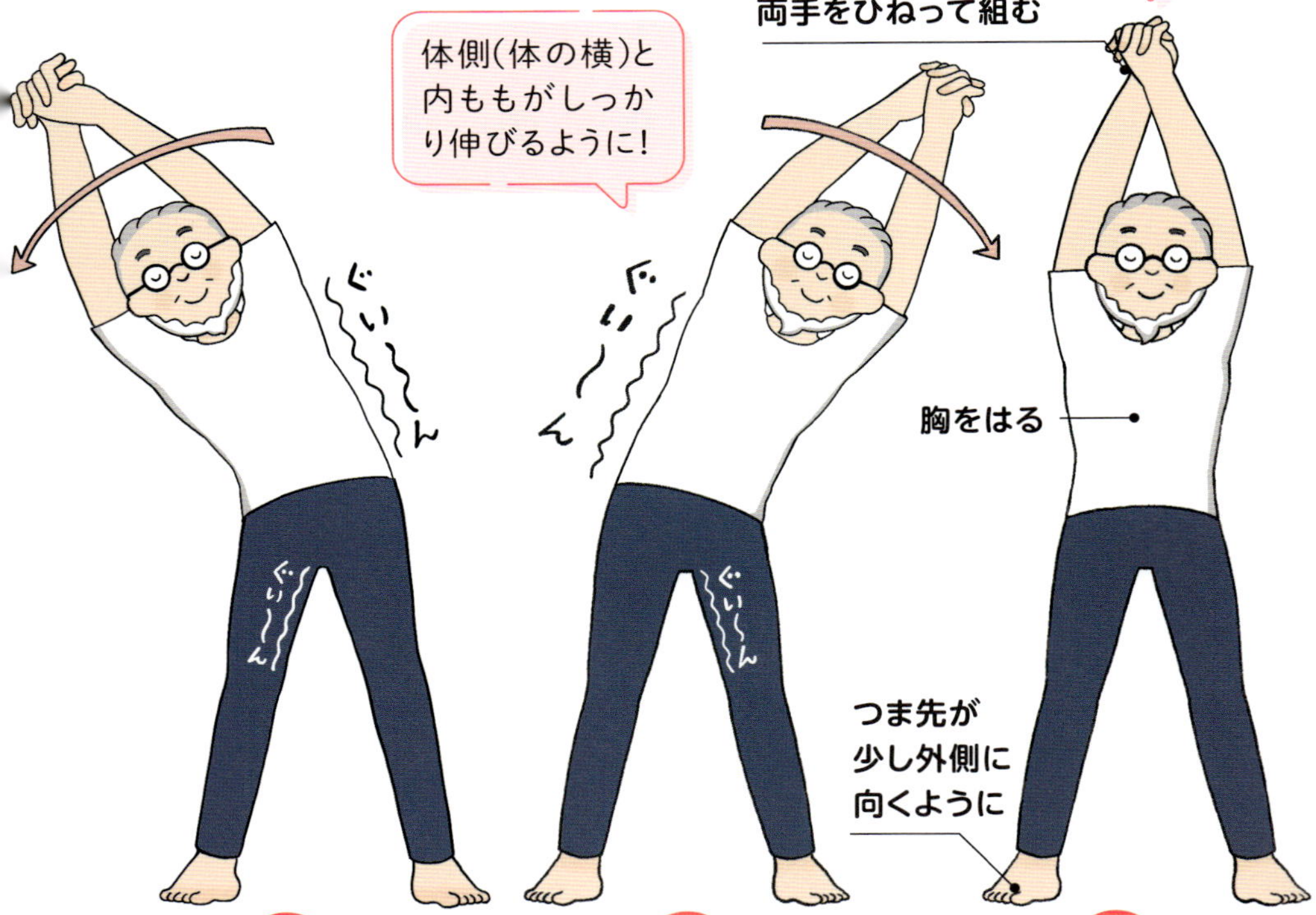

1

足を肩幅より広めにして立ちます。頭の上で両手をひねるようにして組み、**大きく息を吸って**準備します。

2

ゆっくり**息を吐きながら**体を横に倒します。息を吐き切ったら、次は**吸いながら**体を起こしましょう。

3

反対側も同じように行います。腕からわきの下、倒した側の内ももがしっかり伸びていることを意識しましょう。

どんな体操?

ぼくの1日は、「体側伸ばし」と「腸ひねり」からスタート。体側と呼ばれる体の横のラインを伸ばすと、呼吸筋がやわらかくなり、日中の呼吸も自然と深くなります。自律神経が整い、姿勢も改善。さらに、腸をひねってしっかりと目覚めさせ、快適な1日をはじめましょう!

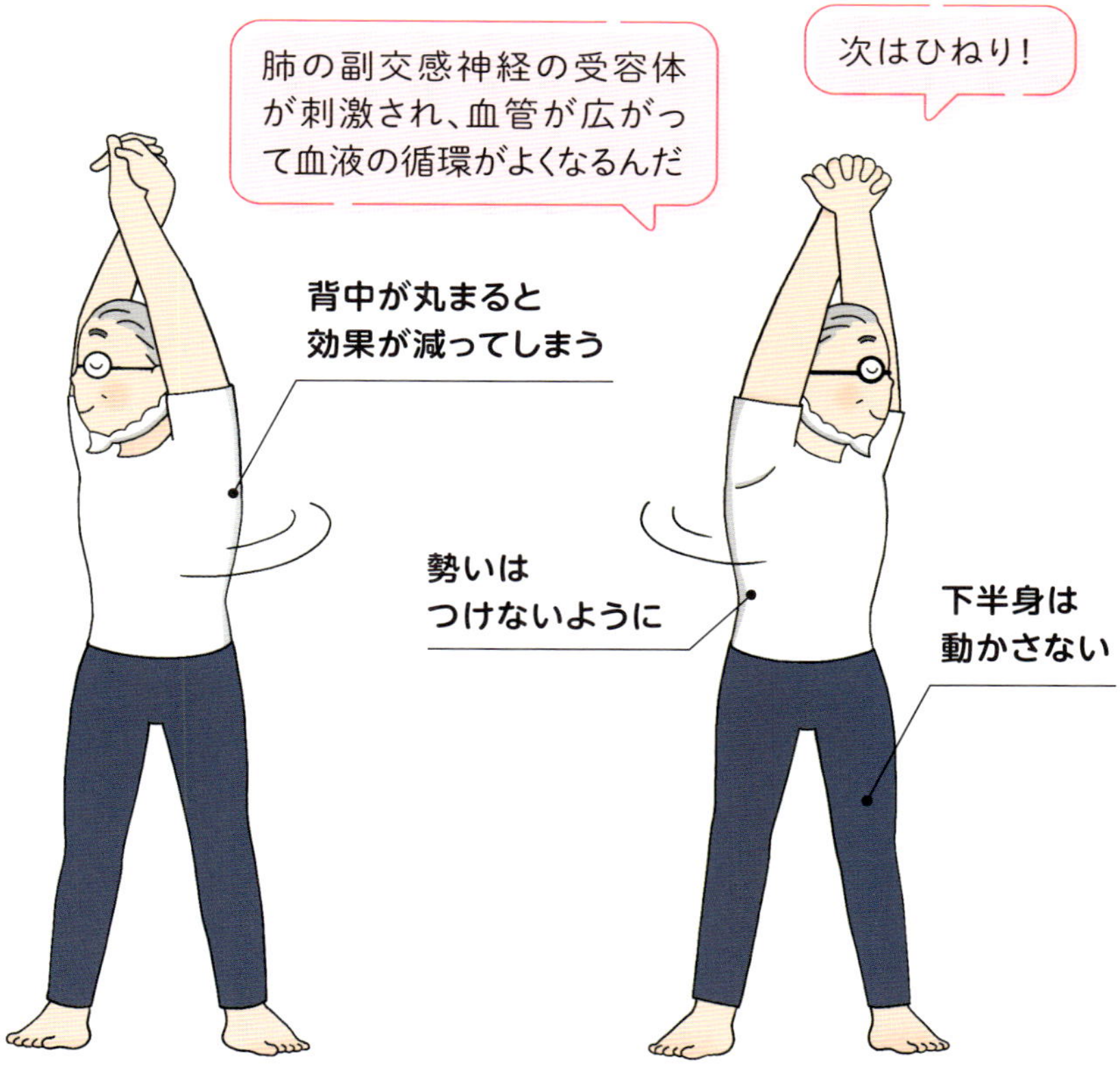
肺の副交感神経の受容体が刺激され、血管が広がって血液の循環がよくなるんだ
次はひねり!
背中が丸まると効果が減ってしまう
勢いはつけないように
下半身は動かさない

4

ゆっくり**息を吐きながら**お腹をひねります。息を吐き切ったら、次は**吸いながら**体を正面に戻しましょう。

5

反対側も同じように行います。足腰は動かさないこと。下半身を固定することで、腸やほかの内臓をしっかり刺激できます。

就寝で縮んだ体を伸ばし、「腸ひねり」でお腹のガス出し

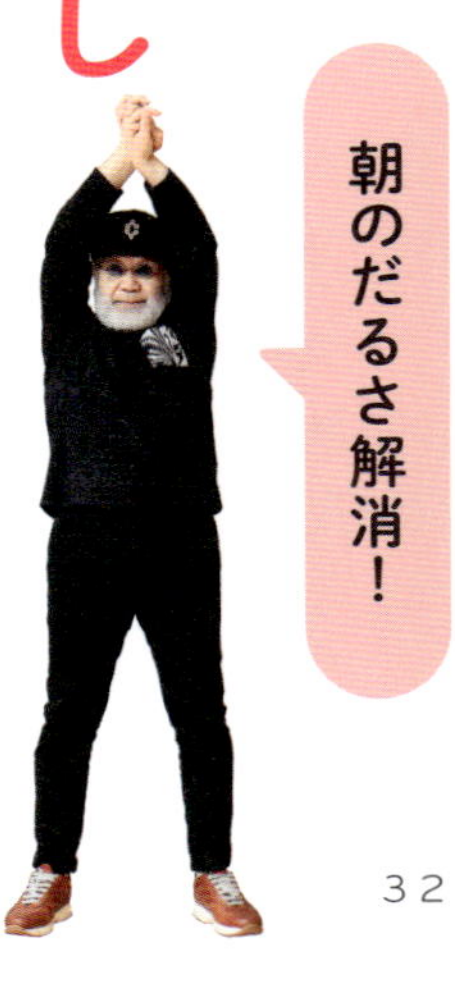

睡眠中に固まった筋肉をほぐして血流をよくし、体中に血液を行き渡らせるためにも、朝一番のストレッチは欠かせません。

とくに大切なのが、わきの下から腰にかけての、体の横のライン（体側）です。ここをしっかり伸ばすと、横隔膜や肋間《ろっかん》筋などの「呼吸筋」がほぐれて呼吸が深くなり、自律神経を整える働きがあります。**朝のだるさは自律神経の乱れが原因**であることも多いため、朝一番で、しっかり体の横を伸ばしておきましょう。

かまた体操では、**手を頭の上で組むときに、ひねりを入れる**点もポイント。この動きによって、二の腕の側面から腰までが**ピンと張りつめて、しっかりと伸びる効果を実感**できます。ただし、**難しい場合は普通の組み方でもオッケー**です。

また、体を倒す際には、倒す側の足のつけ根から太ももの内側までを伸ばすことも意識してください。ここがやわらかくなることで、歩行がスムーズになります。

体側をしっかりと伸ばしたら、次は**「腸ひねり」**。1日を気持ちよくスタートさせるために、自律神経や免疫機能にもかかわる腸を刺激して、しっかり目覚めさせましょう。幸せホルモン・セロトニンも腸でつくられます。

かまた体操は、体をまっすぐに伸ばした姿勢でお腹をひねることで、**よりダイレクトに〝ひねり〟を腸に伝え、腸のぜん動運動を促します**。睡眠中にたまったガスもしっかりと出て、スッキリとしたお腹で朝食を食べられるようになります。

だから効果的!

体側伸ばし&腸ひねり 3つの効果

1. 筋肉がほぐれて体中に血液が行き渡る!
2. 朝のだるさを解消し免疫力を上げ幸せホルモンも分泌!
3. 睡眠中にたまったガスを出し排便をスムーズに!

腰痛予防にも!

腸ひねりは、わき腹の腹斜筋も同時に鍛えることができます。さらに、腰椎や骨盤の位置を正しく保ち、腰痛の予防や改善にも役立ちます。ウエストをひきしめ、立ち姿も美しく!

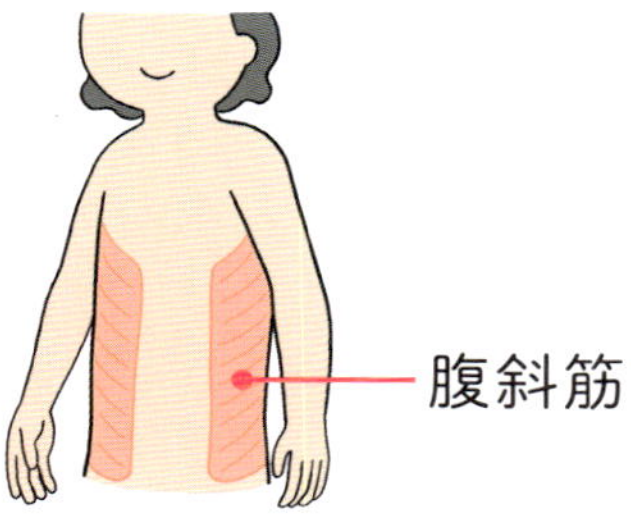

スクワットで全身運動！

バンザイスクワット

やるのは　**朝**

所要時間　**30秒**

ここに効果的！

筋《きん》肉　血《けつ》管　脳《のう》

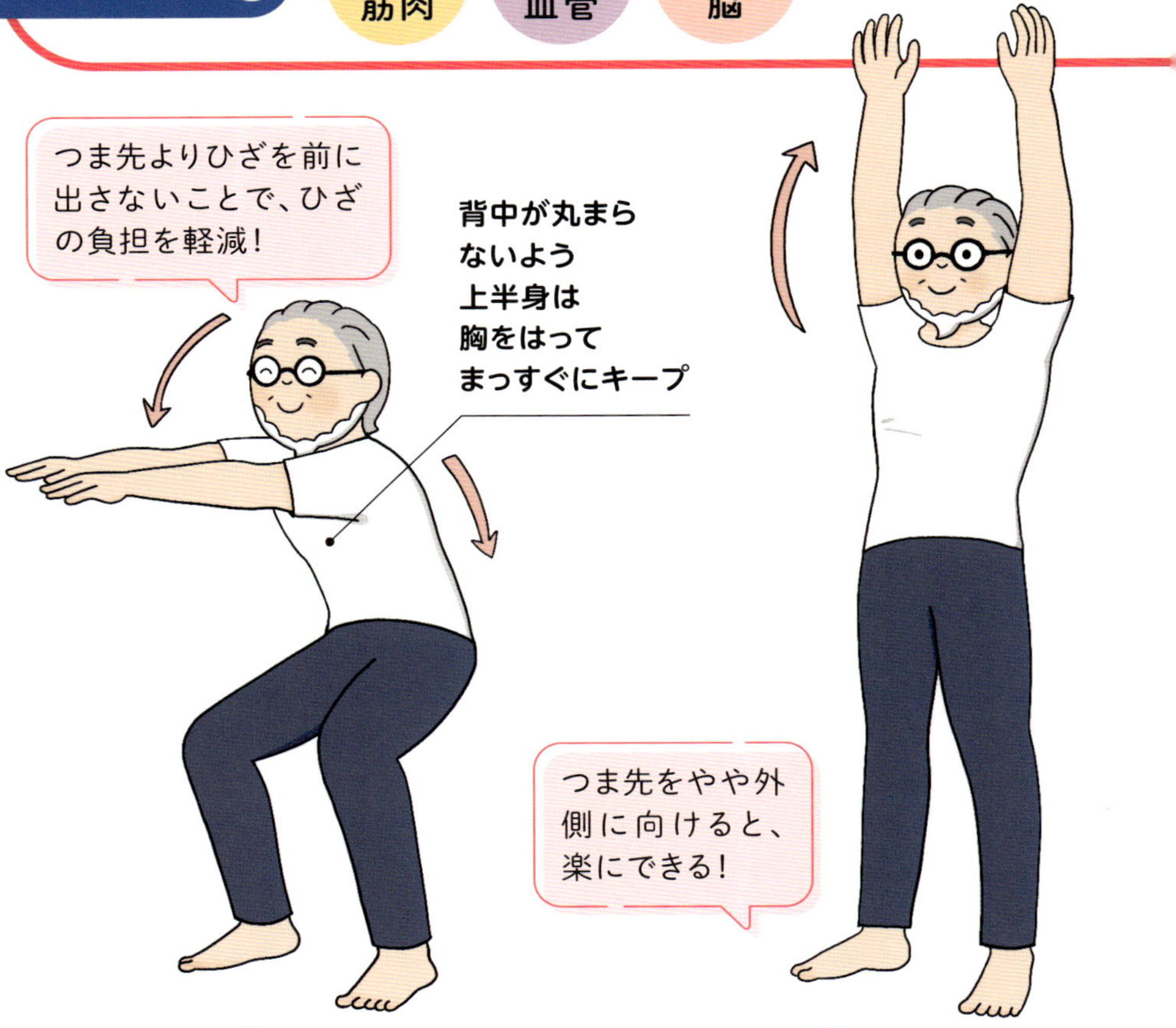
つま先よりひざを前に出さないことで、ひざの負担を軽減！
背中が丸まらないよう上半身は胸をはってまっすぐにキープ
つま先をやや外側に向けると、楽にできる！

1

足を肩幅に開き、まっすぐに立ちましょう。両手を上げ、**大きく息を吸って**準備します。

2

息を吐きながら、腕をゆっくり前に下ろします。同時にお尻を突き出しながらひざを曲げていきます。

どんな体操？

ぼくが長年提唱し続けているスクワットに「バンザイ」の動きを取り入れて、全身運動に改良しました。名づけて「バンザイスクワット」。毎日楽しくリズミカルに続ければ、体重は減り、お腹まわりもスッキリです！

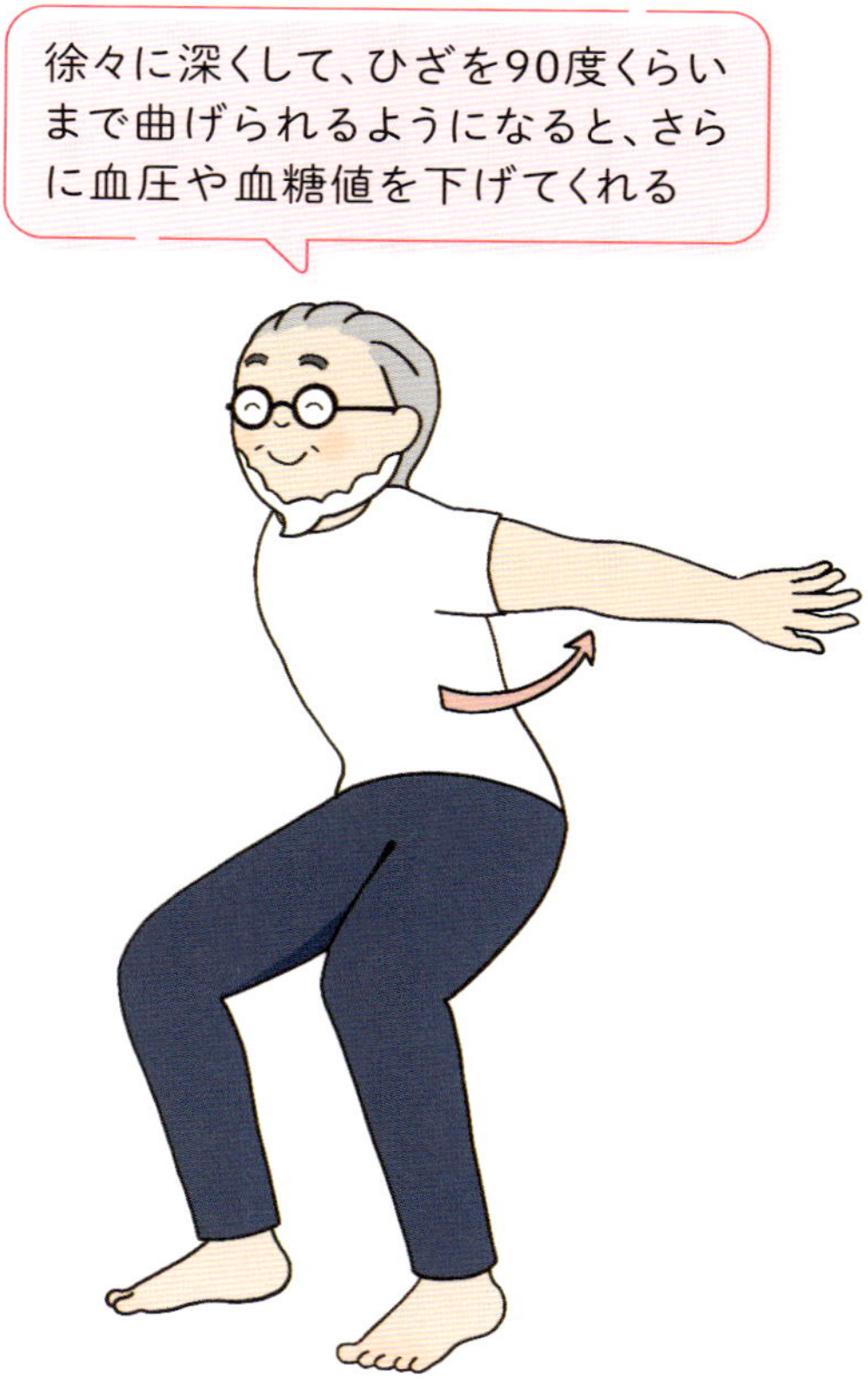
徐々に深くして、ひざを90度くらいまで曲げられるようになると、さらに血圧や血糖値を下げてくれる

3

手を腰の上まで回し、ひざの角度は45度くらいまで曲げ、**息は吐き切ります**。

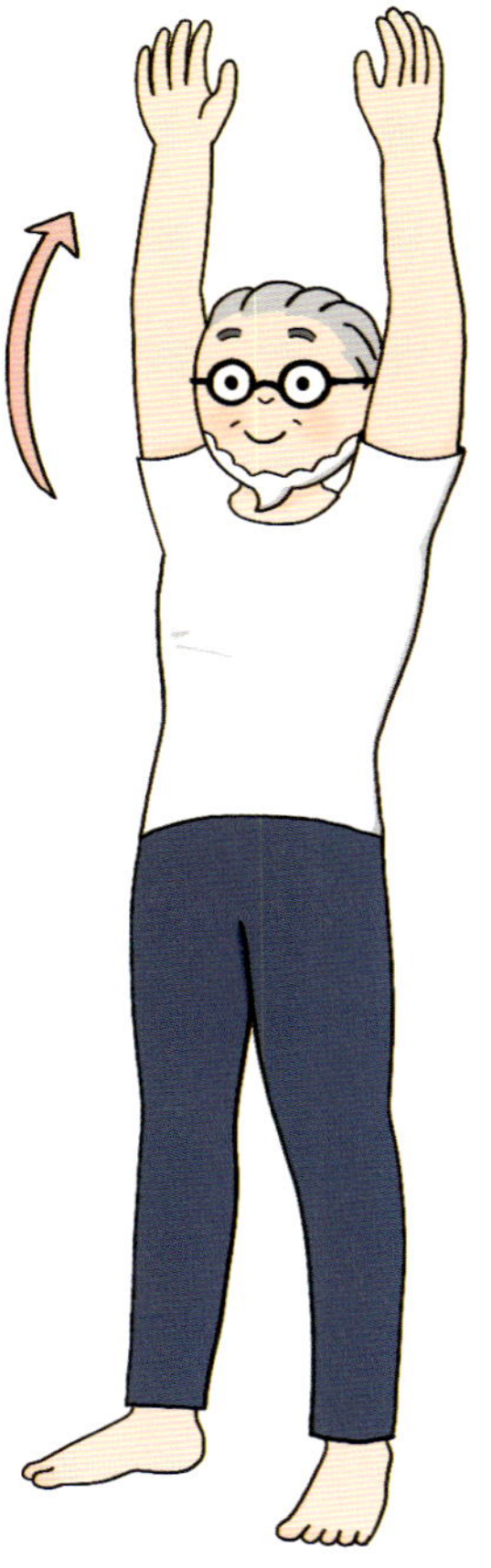

4

息を吸いながらゆっくりと①の位置に戻ります。②～④をあと5回繰り返します。できるようになったら10回、目標は50回！

「バンザイスクワット」で若返りホルモンが出る！

毎日手軽に続けられ、効率よく強い足腰を育てるスクワットは、**何歳になっても健康の基本**。ぼくも長年、実践し続けています。

とくに、大腿四頭筋《だいたいしとうきん》と呼ばれる太もも前面の筋肉や、内側の内転筋群を鍛えるには、スクワットが断然おすすめ！　スクワットで強い太ももになれば、**階段の上り下りが楽になり、買い物などの負担も軽減**。日常生活の自由を広げてくれます。

また、太ももの大腿四頭筋が伸ばされると、**「マイオカイン」という若返りホルモン**（17ページ）があふれて、**血糖値や血圧を下げてくれる**効果も。**「BDNF《ビーディーエヌエフ》」という脳由来の「神経栄養因子」**も出るため、**認知症予防**にもぴったりです。

さらにぼくは、スクワットに**「バンザイ」**の動きを取り入れて、ヒンズースクワットに近い動きにしました。じつは、黒柳徹子さんもこれに似た体操をされています。

腕を高く上げる動作では、背中の筋肉も使うため、この「バンザイスクワッ

歩くのが楽に
楽しくなる！

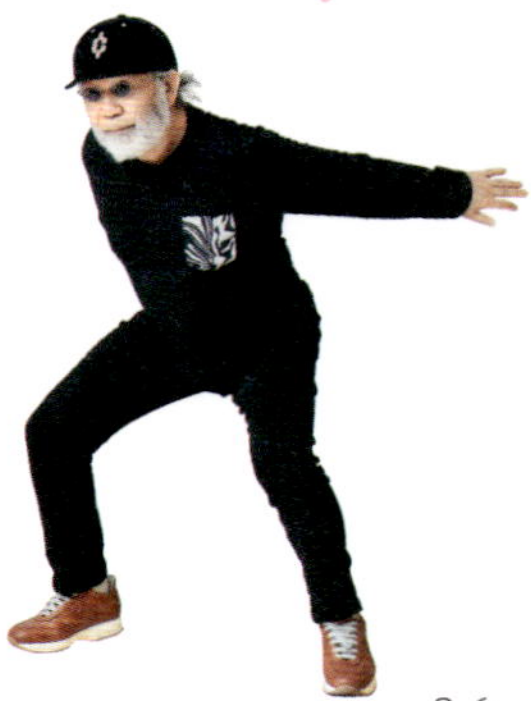

ト」なら、スクワットに上半身への刺激を加えた**全身運動**になります。

体の横のライン＝体側もしっかり伸び、横隔膜などの呼吸筋がゆるんで呼吸が深くなるため、**副交感神経に働きかけ、自律神経を整える**ことにもなります。

朝食後にバンザイスクワットをすれば、全身が目覚め、午前中のパフォーマンスが格段にアップ。**90歳を超しても、この体操なら楽にできます。**ぼくの知人の有名な彫刻家が寝たきりになりかかったとき、この体操で仕事に復帰できました。

だから効果的！

バンザイスクワット 3つの効果

1. 「バンザイ」の動きでスクワットを全身運動に！
2. 太ももの筋肉を鍛え階段も散歩も楽々！
3. 若返りホルモンで脳が若返り血圧も安定！

血糖値上昇を抑える

食後は血糖値が上がりやすく、血管にダメージを与えることがあります。そこで食後にスクワット！ 糖を消費し、血糖値の急上昇（血糖値スパイク）を抑える効果があります。

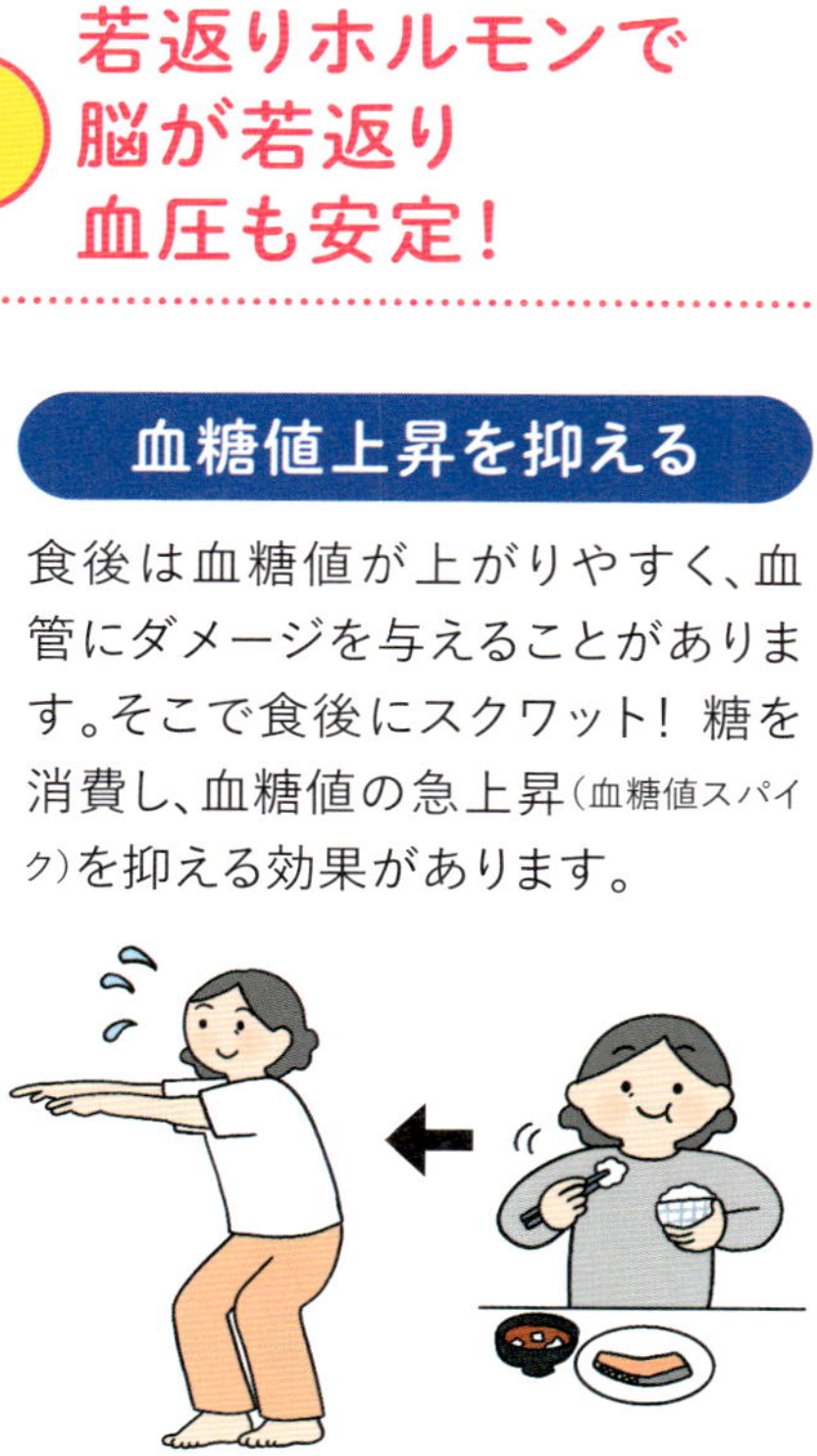

下半身を鍛えながら脳も刺激！

脳トレランジ

やるのは 昼

所要時間 30秒

ここに効果的！

きん
筋肉

けつ
血管

のう
脳

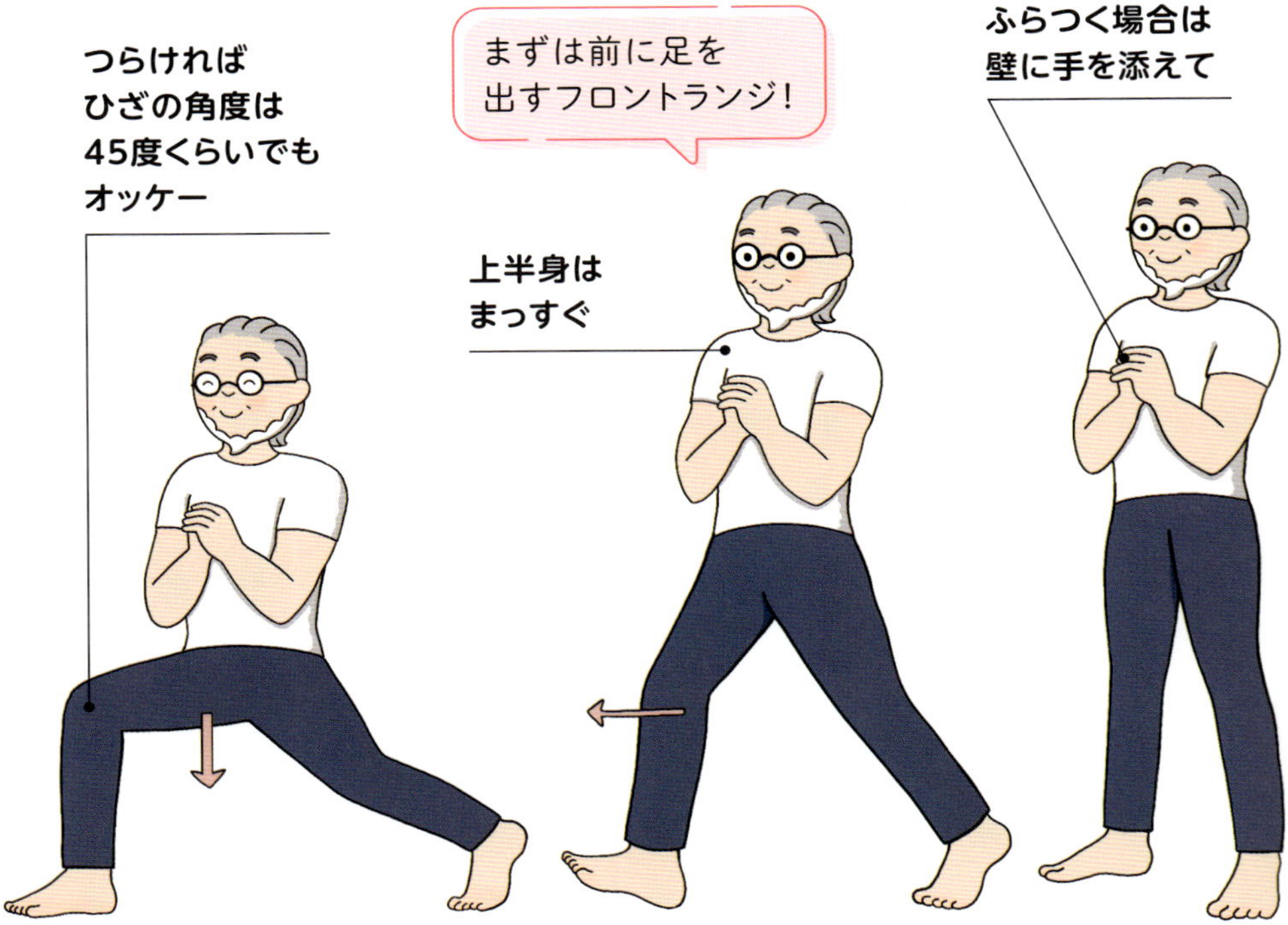

まずは前に足を
出すフロントランジ！
つらければ
ひざの角度は
45度くらいでも
オッケー
上半身は
まっすぐ
ふらつく場合は
壁に手を添えて

1

足を肩幅に開き、つま先をやや外側に向けてまっすぐに立ち、胸の前で両手を組み、**大きく息を吸って**準備します。

2

まずはフロントランジ。ゆっくり**息を吐きながら**右足を1歩、前に踏み出し、右足のひざの角度が直角になるまで上半身を沈み込ませます。ひざをつま先より前に出さないようにすると、ひざへの負担が減り、痛めにくくなります。

どんな体操？

ランジは、太ももやお尻、ふくらはぎの筋肉を効果的に鍛える体操です。下半身は体の「土台」。ここの筋肉をしっかり刺激することで体が軽やかになり、午後への活力がわいてきます。さらに、この体操でもBDNF《ビーディーエヌエフ》（36ページ）が出て、認知機能や記憶力も改善されます。

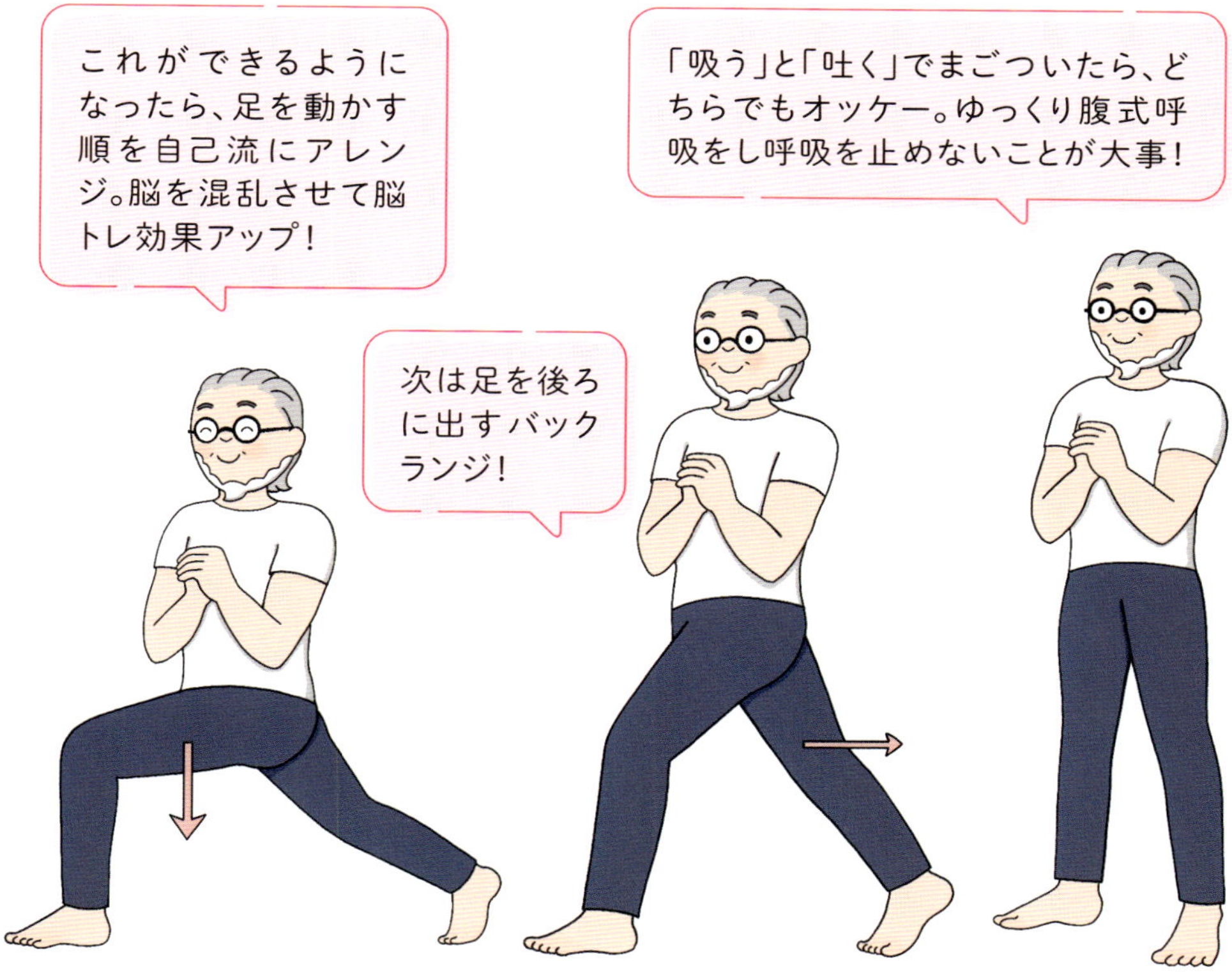
「吸う」と「吐く」でまごついたら、どちらでもオッケー。ゆっくり腹式呼吸をし呼吸を止めないことが大事！
次は足を後ろに出すバックランジ！
これができるようになったら、足を動かす順を自己流にアレンジ。脳を混乱させて脳トレ効果アップ！

3

息を吐き切ったら、**息を大きく吸いながら**、右足を元の位置へ戻します。

4

次はバックランジ。**息を吐きながら**、右足を後ろに1歩引き、左足のひざが直角になるまで上半身を沈み込ませます。**息を吐き切ったら**、右足を元の位置へ。この1〜4のように、フロントランジ→バックランジの順で、次は左足で行います。

「脳トレランジ」で下半身と脳を刺激し活力アップ！

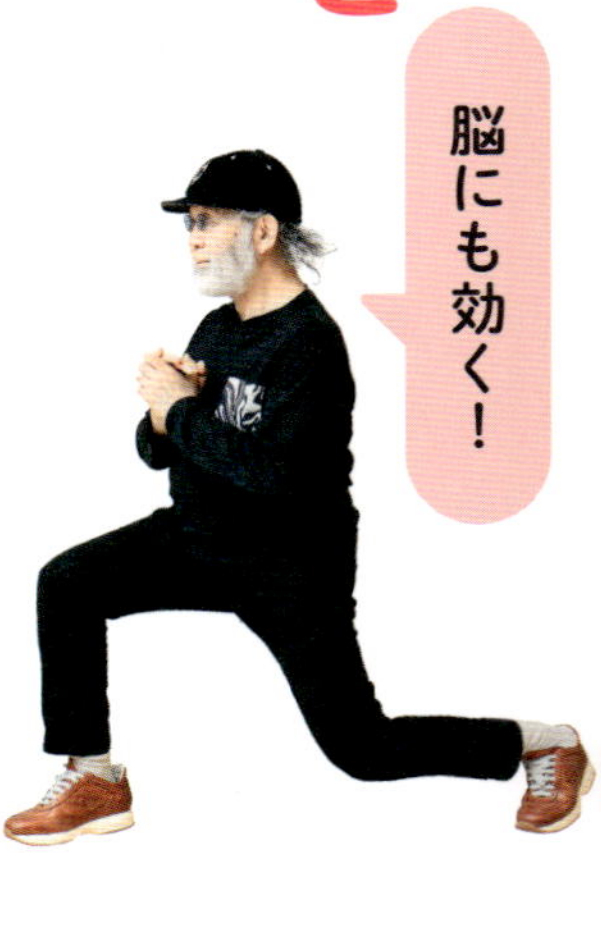

「ランジ」は、主に下半身を鍛える体操です。片足に負荷をかけ、体をゆっくりと沈み込ませていき、**お尻から太もも、ふくらはぎの筋肉**に刺激を与えます。体が目覚めた昼にここを刺激すれば、どんどん**「動ける体」**になっていきます。

ランジには2種類あり、ひとつは前へ足を踏み出すフロントランジ。これは主に、太ももの筋肉を強くします。とくに、太ももの前側の大腿《だいたい》四《し》頭筋《とうきん》は、**筋肉が力を発揮しながら引き伸ばされる「伸張性筋収縮」**により、効率的につくられます。**若返りホルモン（17ページ）も分泌され、血圧や血糖値も下がります**。もうひとつは、足を後ろに引くバックランジで、よりお尻の筋肉を強くします。ぼくのランジでは、**この両方を取り入れ、バランスのよい下半身をつくる**ことを考えました。

またランジは、上体が倒れないように体幹筋も使います。体幹が強くなると、**姿勢がよくなってふらつきにくくなり、「しっかり立てる体」**になります。

さらに、**ここでひと工夫**。このランジには、フロントランジとバックランジを交互に繰り返す動きを取り入れました。どちらの足をどう動かすのか、瞬時に判断することで脳トレ効果も大。**慣れてきたら、自分流にアレンジ**しましょう。

たとえば、右足を前に、左足を後ろに、右足を後ろに、左足を前に――なんていうアレンジはイチオシ。ときどき、ぼくでもわからなくなってしまいます。

これが、**じつに脳にいい**！　だから「脳トレランジ」なんです。

だから効果的！

脳トレランジ　3つの効果

1. どの足を動かすのか瞬時に判断することで脳が活性化！
2. ピンピン元気に「動ける体」、「しっかり立てる体」に！
3. 体幹を鍛え美しい立ち姿になる！

効果的な鍛え方

ゆっくり筋肉を動かすことは「スロートレーニング」といわれ、少ない負荷でも効果を得られます。ランジで体を沈ませるとき、ちょっとゆっくりにしてみてもいいですね。

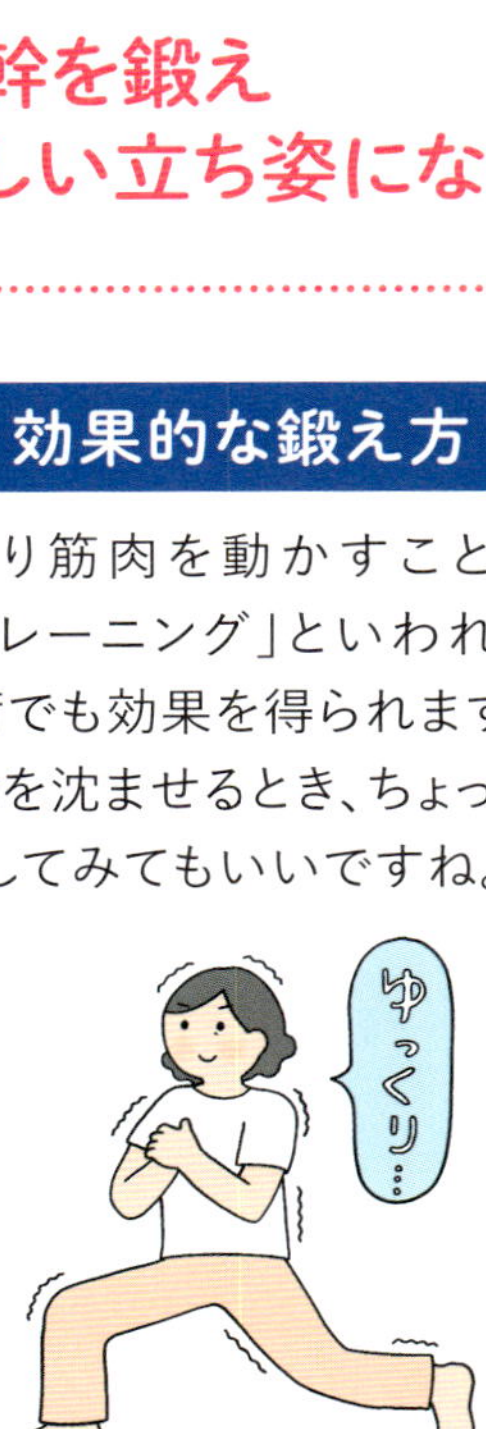

かまた体操 4

体と頭を同時に動かし、骨活にも！

足踏みツイスト

やるのは 昼

所要時間 30秒

ここに効果的！

きん	こつ	けつ	のう	ちょう
筋肉	骨	血管	脳	腸

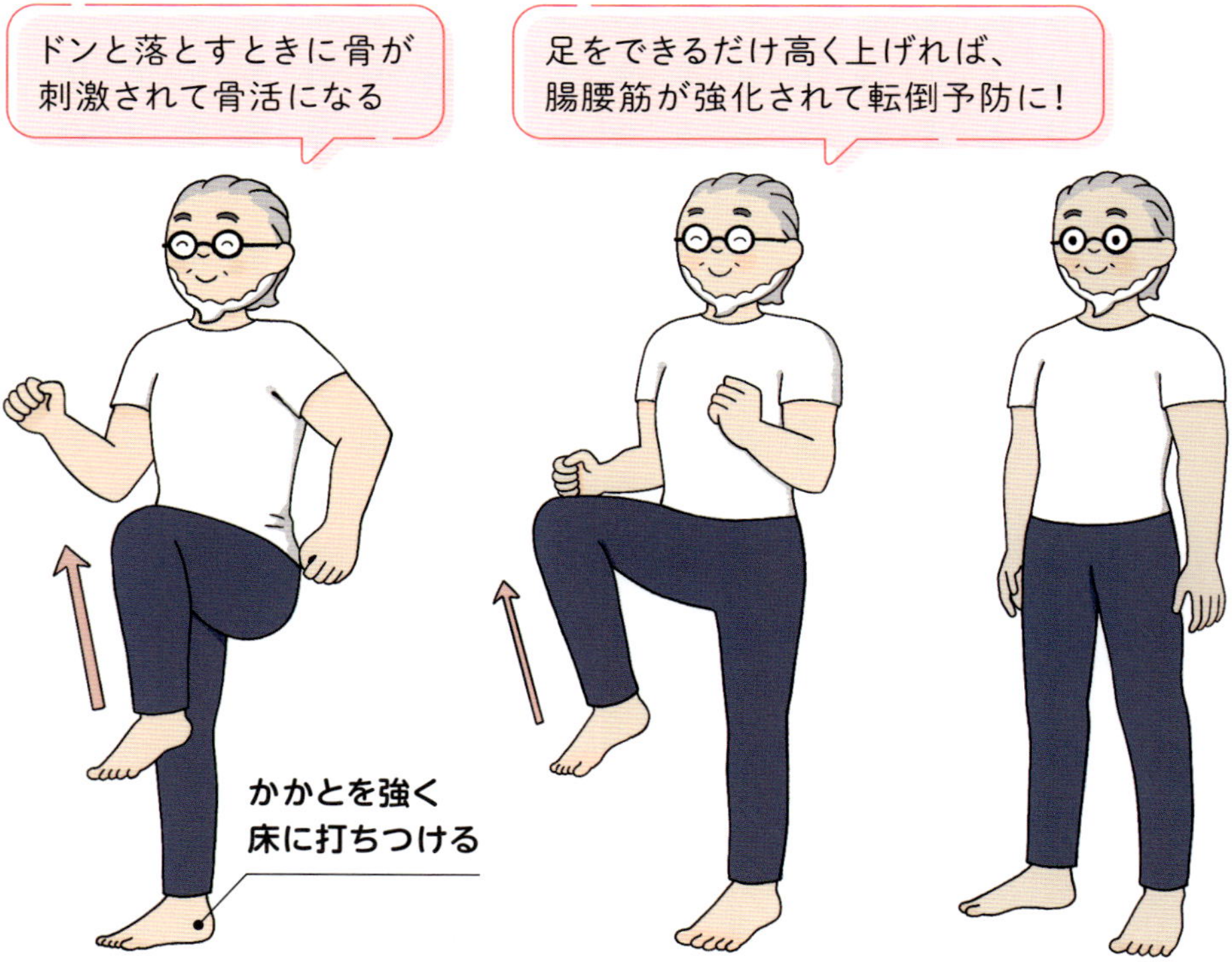
ドンと落とすときに骨が刺激されて骨活になる
足をできるだけ高く上げれば、腸腰筋が強化されて転倒予防に！
かかとを強く床に打ちつける

1

足を肩幅に開き、つま先をやや外側に向けてまっすぐに立ち、**大きく息を吸って**準備します。

2

息を吐きながら、頭の中で「1、2、3、4」と数を数えつつ、リズムよく右足→左足→右足→左足の順に足を高く上げていきます。足を落とす際、かかとは強く床に打ちつけましょう。

どんな体操？

足踏みとツイストを組み合わせた「足踏みツイスト」。下半身と体幹筋を刺激し、リズミカルに太ももを高く上げれば、うっすらと汗が出てきます。上げた足を下ろすときにかかとを床に打ちつけるようにすると、骨を強くする「かかと落とし」（53ページ）効果も得られますよ。

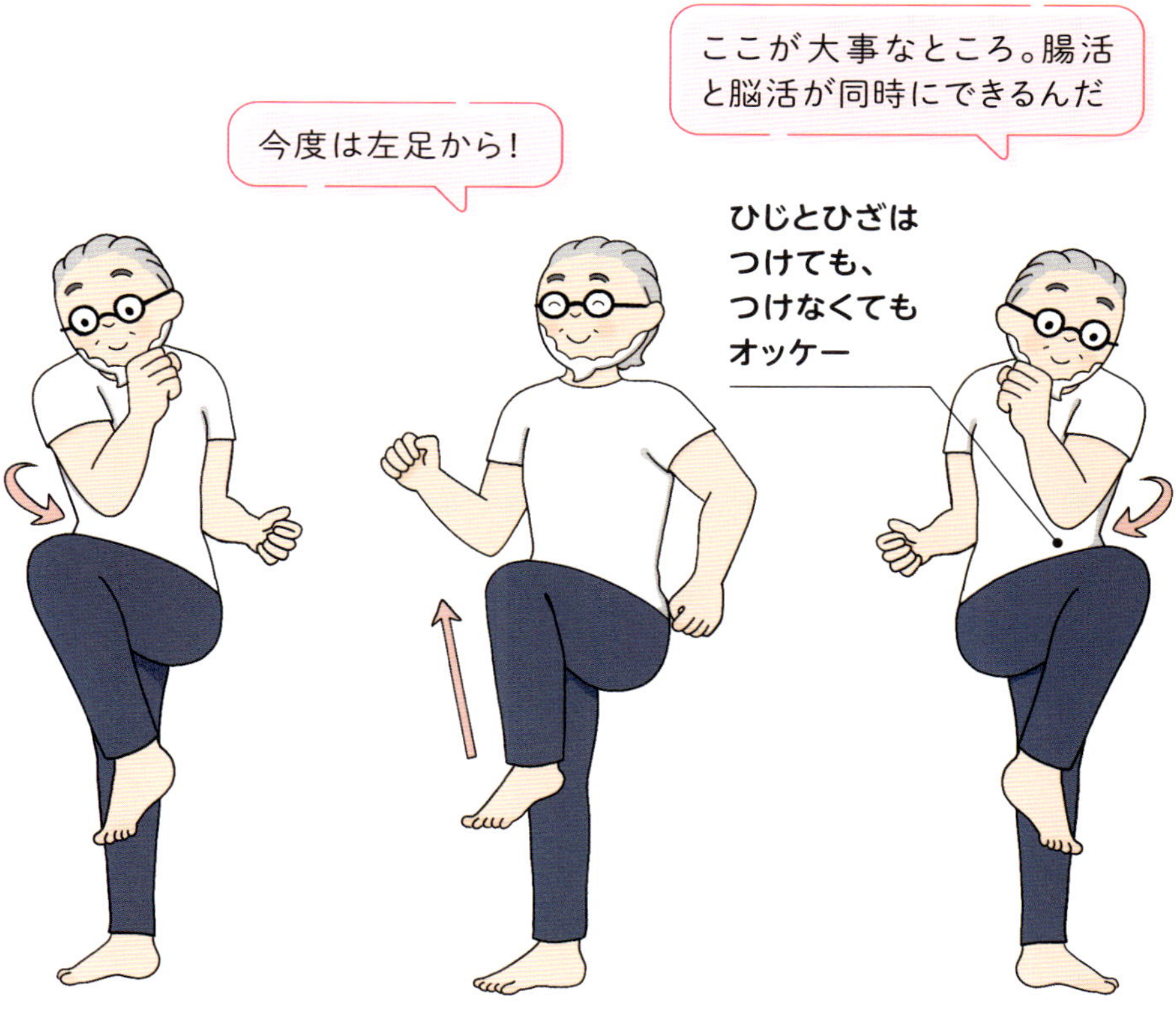
ここが大事なところ。腸活と脳活が同時にできるんだ
今度は左足から！
ひじとひざはつけても、つけなくてもオッケー

5

続けて左足を上げると同時に体をひねり、左ひざと右ひじを近づけます。②〜⑤をあと2回繰り返します。

4

体を①の状態に戻し、今度は左足→右足→左足→右足の順に、**息を吐きながら**足を大きく上げていきます。

3

続けて「5」で右足を上げるときに、同時に体をひねり、右ひざと左ひじを近づけます。

「足踏みツイスト」なら、腸と脳も元気になる！

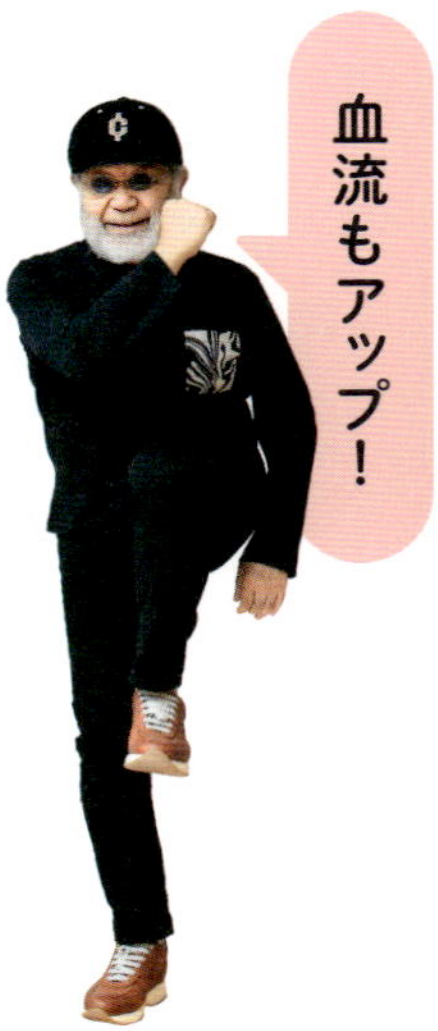

足をしっかり上げて「足踏み」をすると、ふくらはぎや太ももの筋肉が刺激され、足の「ポンプ機能」が働き、**全身に血液がめぐる**ようになります。「もうここまで」というところから、もうひと息、グッと上げましょう。**腸腰筋**が鍛えられ、足がしっかり上がるようになれば、**何歳になってもつまずきません。**数を数えながら**リズミカルに行うことで、心肺機能もアップ**！　体が温まりやすく、疲れにくくなっていきます。**足踏みの中には、健康効果がいっぱい**なんです。

さらにぼくは、この足踏みに**「ひねり（ツイスト）」**の動作を加えました。

これには2つ目的があり、ひとつは、**腸をほどよく刺激してぜん動運動を促す**ため、もうひとつは、**「コグニサイズ」と呼ばれる脳のトレーニング**のためです。

コグニサイズとはコグニション（認知）と、エクササイズ（運動）を合わせた造語です。数を数えながら「ひねり」を入れるとき、最初は手と足が一致せず「あれ？」となってしまうはず。「脳トレランジ」と同じく、**これが脳にいいん**です。

また、ひじとひざをつけることで、**自然と足を高く上げる**ようにもなります。

この「足踏みツイスト」と「脳トレランジ」で、本当に足腰を強化できます。

80歳、90歳の壁を越えてピンピン元気に旅行に行ける体をつくるため、どちらの体操も、時間があるときは**1分、あるいは2分と回数を増やしてもいい**ですね。

昼食後に行えば、**腸が動いて消化を促し、コグニサイズで脳も活性化**します。

だから効果的！

足踏みツイスト 3つの効果

1. 足のポンプ機能を働かせ全身に血液がめぐる！
2. 頭と体を同時に動かし、脳も刺激する！
3. 腸をひねり昼食後の消化を促進！

腸腰筋はココ！

腸腰筋は、腰から足のつけ根にかけて伸びる筋肉。股関節や太ももを動かすこの筋肉を鍛えれば、歩行が安定し、骨盤が整い、体のゆがみも改善。腰痛予防にも効果的です。

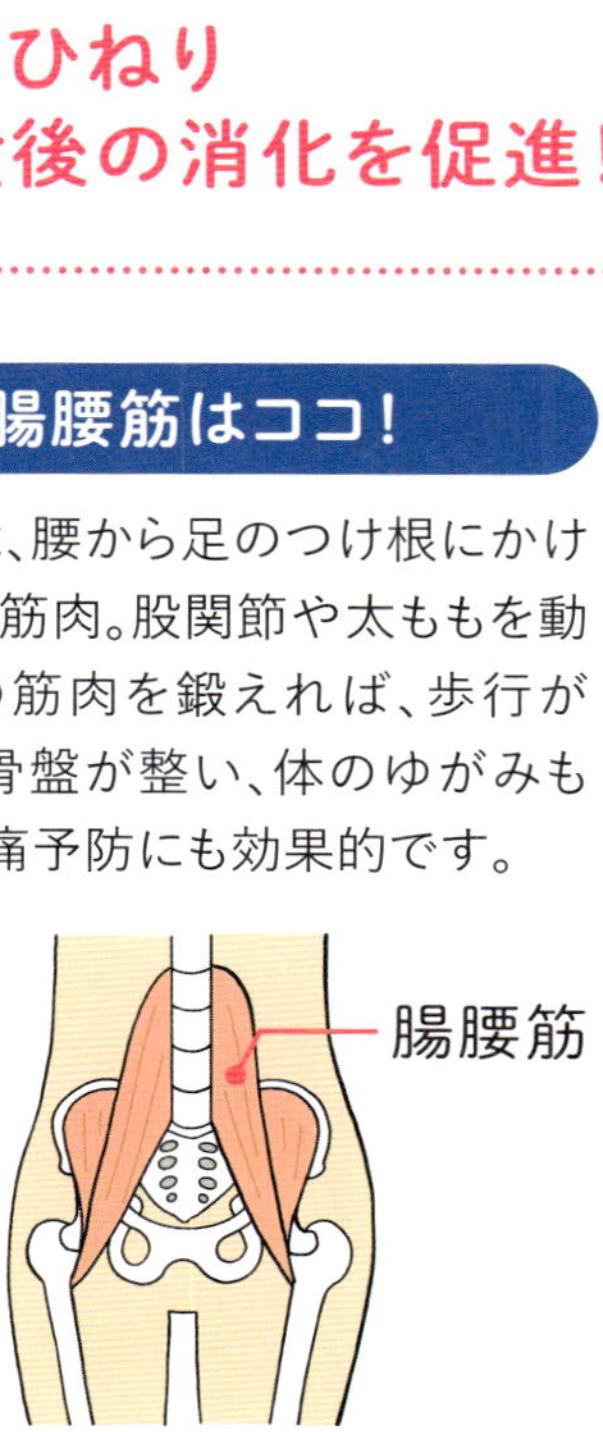

かまた体操 5

縮めて、伸ばして、回してリラックス！

内臓ほぐし

やるのは　夜

所要時間　30秒

ここに効果的！

きん
筋肉

けつ
血管

のう
脳

ちょう
腸

！ 背中や首に痛みのある人は、無理のない範囲で行いましょう。

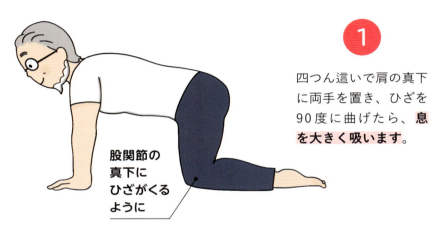

1

四つん這いで肩の真下に両手を置き、ひざを90度に曲げたら、**息を大きく吸います**。

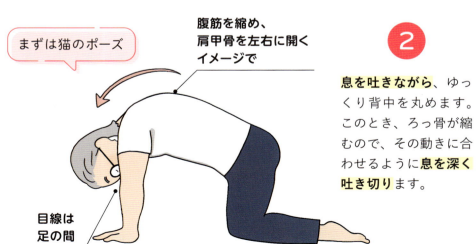

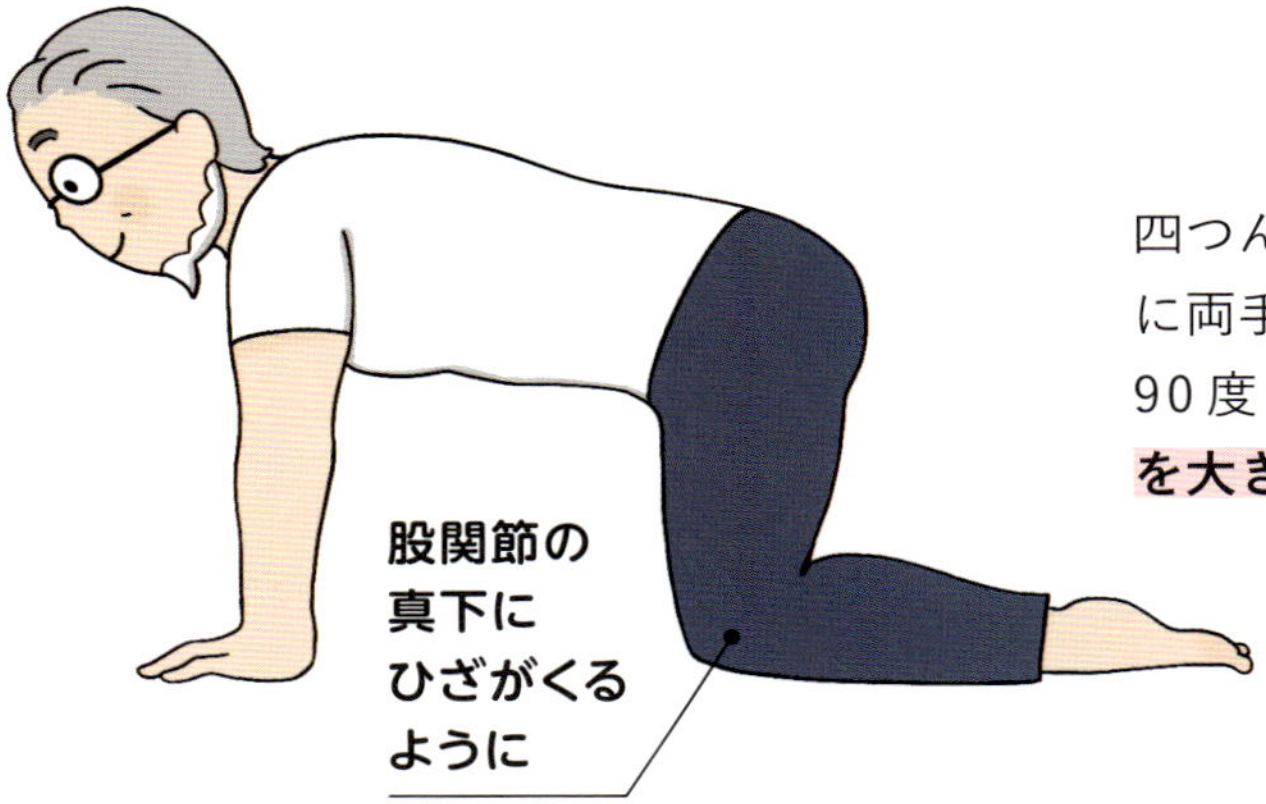

股関節の
真下に
ひざがくる
ように

2

息を吐きながら、ゆっくり背中を丸めます。このとき、ろっ骨が縮むので、その動きに合わせるように**息を深く吐き切り**ます。

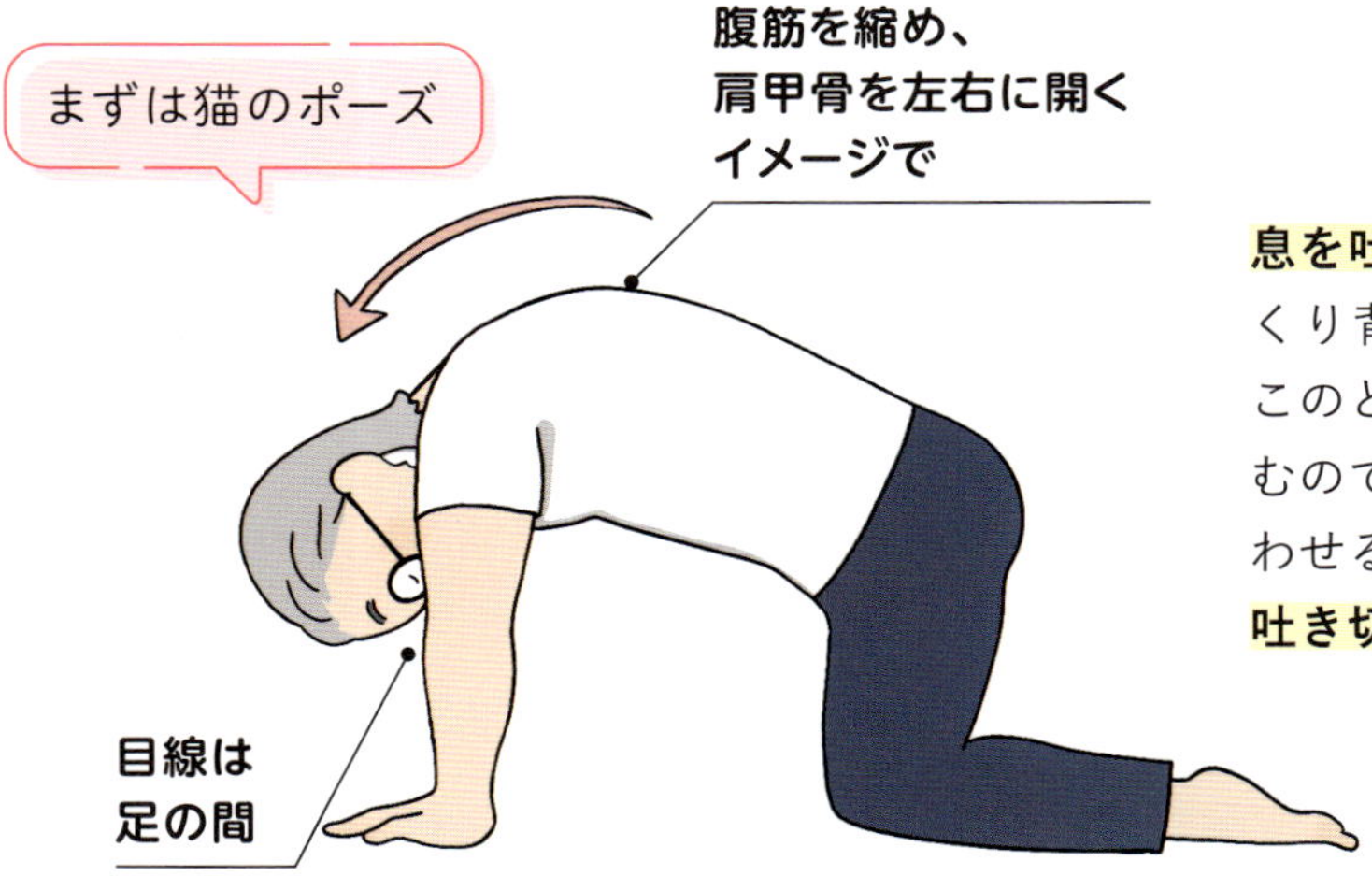

まずは猫のポーズ
腹筋を縮め、
肩甲骨を左右に開く
イメージで
目線は
足の間

どんな体操?

背中を丸める猫のポーズと、背中を反らせる牛のポーズ。それに加えて、お尻をグルグル回す「お尻回し」を取り入れたのが鎌田式！ 縮めて、伸ばして、回して、内臓を丁寧にほぐせば、腰まわりの血流がアップ。副交感神経が優位になり、深い眠りへと導かれます。

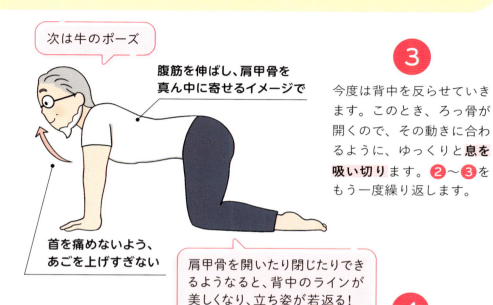

次は牛のポーズ

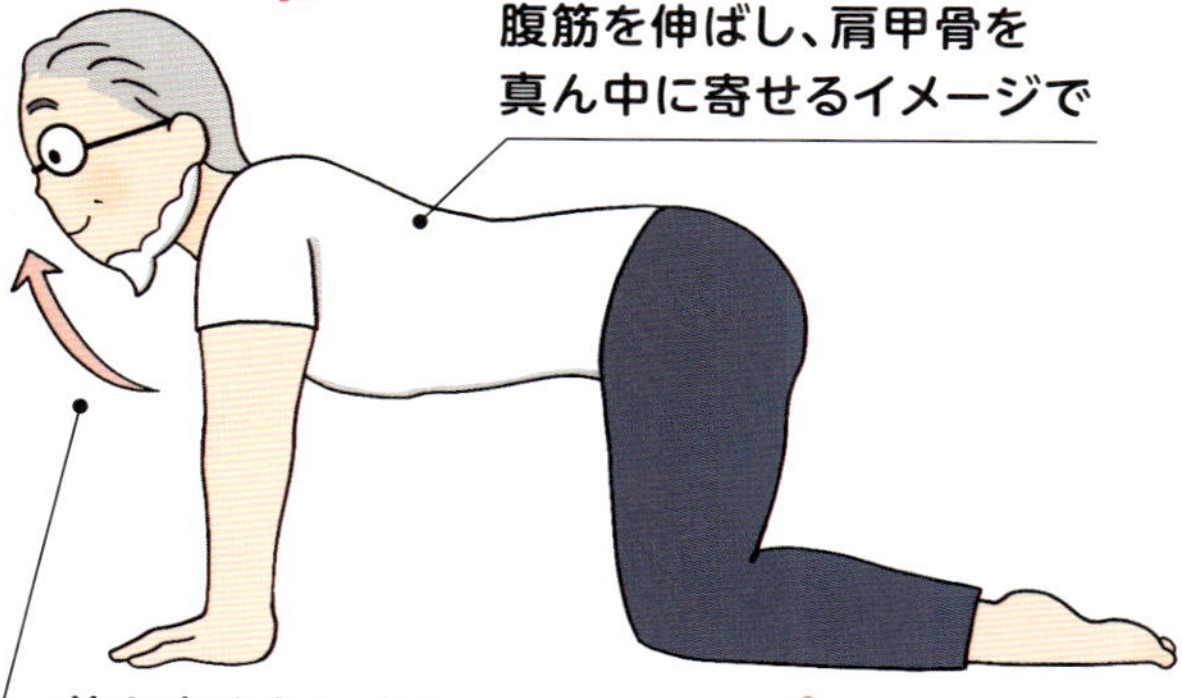

腹筋を伸ばし、肩甲骨を真ん中に寄せるイメージで

首を痛めないよう、あごを上げすぎない

3

今度は背中を反らせていきます。このとき、ろっ骨が開くので、その動きに合わるように、ゆっくりと**息を吸い切り**ます。2〜3をもう一度繰り返します。

肩甲骨を開いたり閉じたりできるようなると、背中のラインが美しくなり、立ち姿が若返る！

4

1の体勢に戻り、最後に**ゆっくり呼吸**をしながら、両ひざを支点にしてお尻を回します。左右交互に2回転ずつ行いましょう。

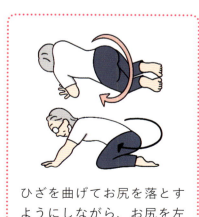

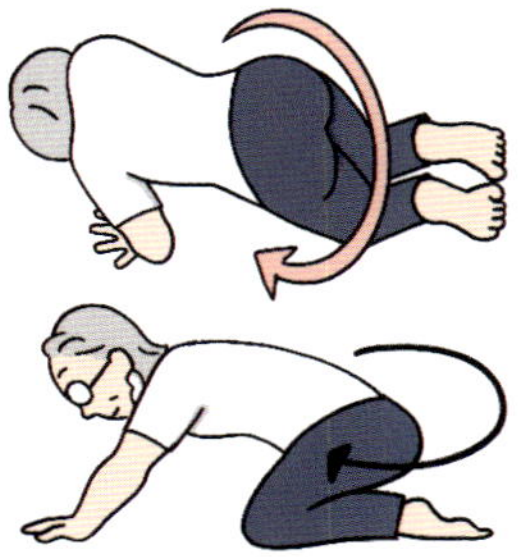

ひざを曲げてお尻を落とすようにしながら、お尻を左右に大きく振って回す。

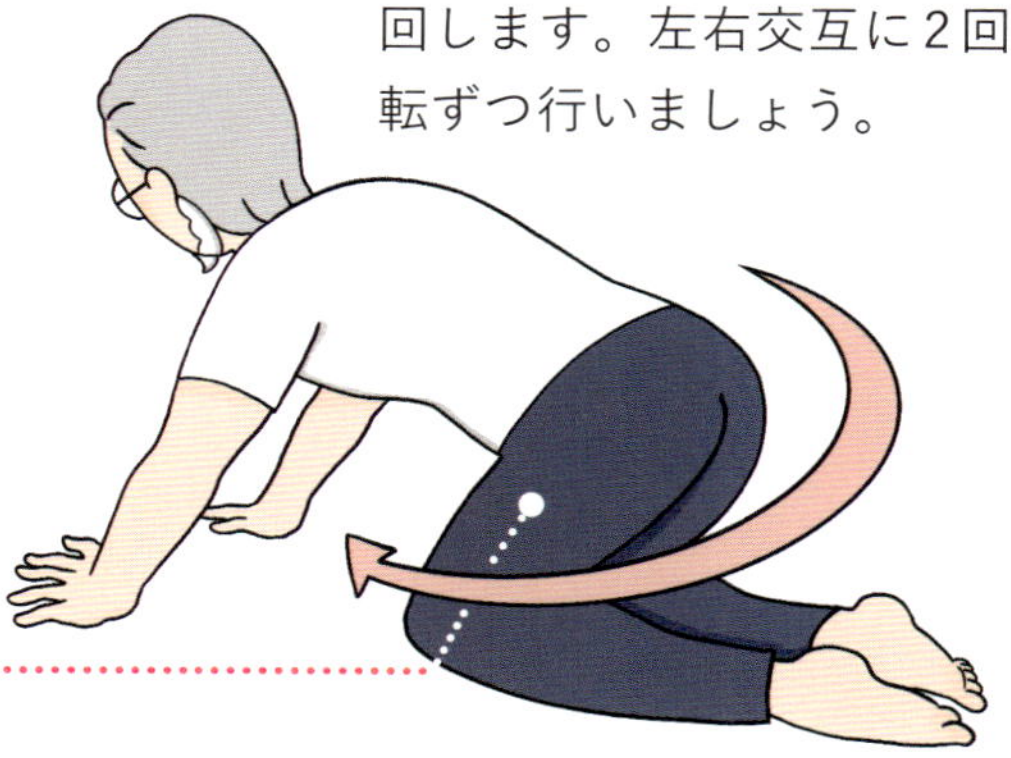

「内臓ほぐし」で疲れをリセット、翌朝快便に！

18ページに書いたように、腸は脳とも密接にかかわっていて、近年では、人の内臓の中でも、もっとも重要な「健康の要」と目されるようになりました。食事で腸内環境を整えることはもちろん大切ですが、よりダイレクトに腸に働きかけるなら、この**内臓ほぐしで腸を活発にするのが「腸活」**の早道です。

ヨガにも取り入れられている「猫のポーズ」と「牛のポーズ」は、腸活にもってこい。腹筋を丸める、伸ばすという動きを繰り返すことで、内臓、とりわけ腸が心地よく刺激され、**消化がスムーズになり、便秘も改善されます。腸管の血流改善や「脳腸相関」で副交感神経が優位**になり、1日の疲れをリセット。心がふわっと軽くなり、寝る前にやれば、心地よい睡眠へと誘われるでしょう。

さらにぼくは、**お尻を回す動き**を最後に加えました。大きな円を描くようにお尻をグルグル回すことで骨盤まわりの筋肉を動かせば、腸を含む内臓周辺の筋肉

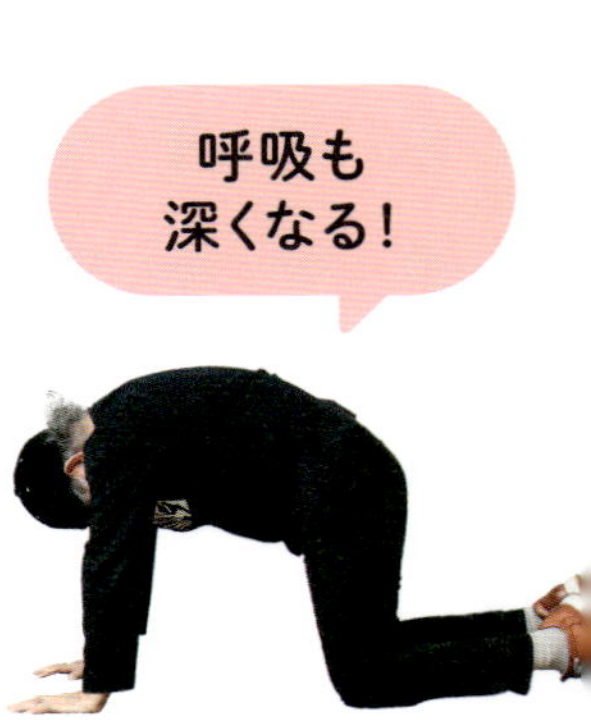

もいっそうほぐれ、**血流を改善**。腸の働きがさらによくなります。

また、猫と牛のポーズには、背中や腰の筋肉をほぐし、**体の背面の血流を上げる**効果もありますし、呼吸に合わせて背中を動かせば、自然と呼吸が深くなり、自律神経も整います。排便を促す腸のぜん動運動は、副交感神経が優位なときに促されるため、深い呼吸で**夜はぐっすり安眠**、**翌朝はスッキリ快便**！

体操直後におならが出たら、うまく腸活できている証しだと思ってください（笑）。

だから効果的！

内臓ほぐし 3つの効果

1. 腹部に圧がかかり、腸を活性化！
2. お尻回しでさらに腸活効果アップ！
3. 副交感神経が働き、快眠と翌朝の快便に！

脳と腸はつながっている

脳と腸が自律神経などを介して、互いに影響し合っていることを「脳腸相関」といいます。緊張するとお腹が痛くなるのは、脳と腸がつながっているからです。

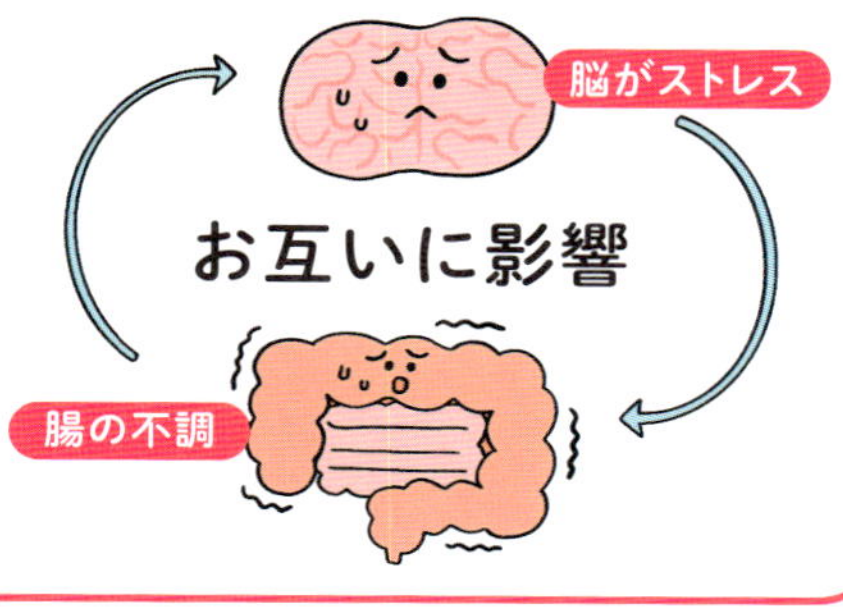

かまた体操 6

背中の筋肉をほぐし、安眠へと導く!

肩甲骨はがし

やるのは　夜

所要時間　30秒

ここに効果的!

筋肉《きん》　骨《こつ》　血管《けつ》　脳《のう》　腸《ちょう》

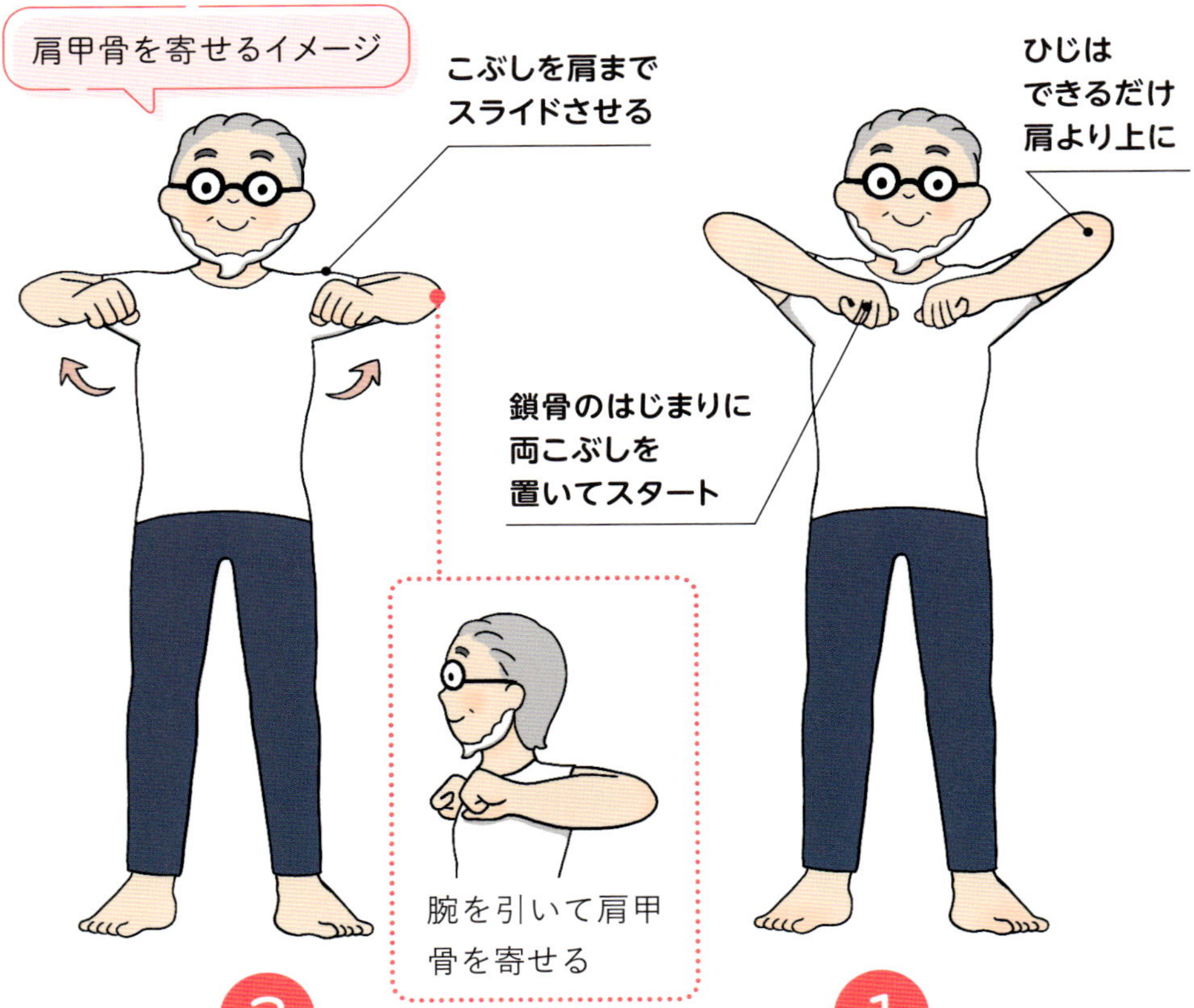

1

足を肩幅に開き、つま先をやや外側に向けてまっすぐに立ちます。両ひじを曲げ、握ったこぶしをあごの下の鎖骨あたりに当て、ひじを上げます。

2

鎖骨をなぞるようにこぶしを肩へとスライドさせ、肩甲骨を寄せていきます。**息を吸いながら**ゆっくりと行いましょう。

どんな体操?

肩まわりをほぐし、「かかと落とし」で下肢にも刺激を与える体操です。就寝前にこの体操を習慣づければ、ゴースト血管（16ページ）を防ぎ、良質な眠りへと導かれ、翌朝は目覚めスッキリ！ 活力を上げるホルモン「テストステロン」も分泌され、ダイエット効果もあります。

ゆっくり呼吸をすることで副交感神経が刺激され、血液の循環がよくなるよ

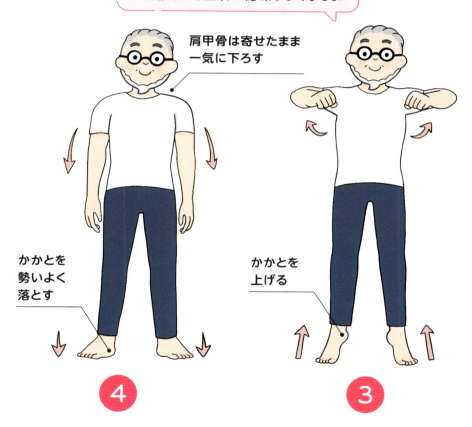

3

引き続き**息を吸いながら**、かかとを上げます。

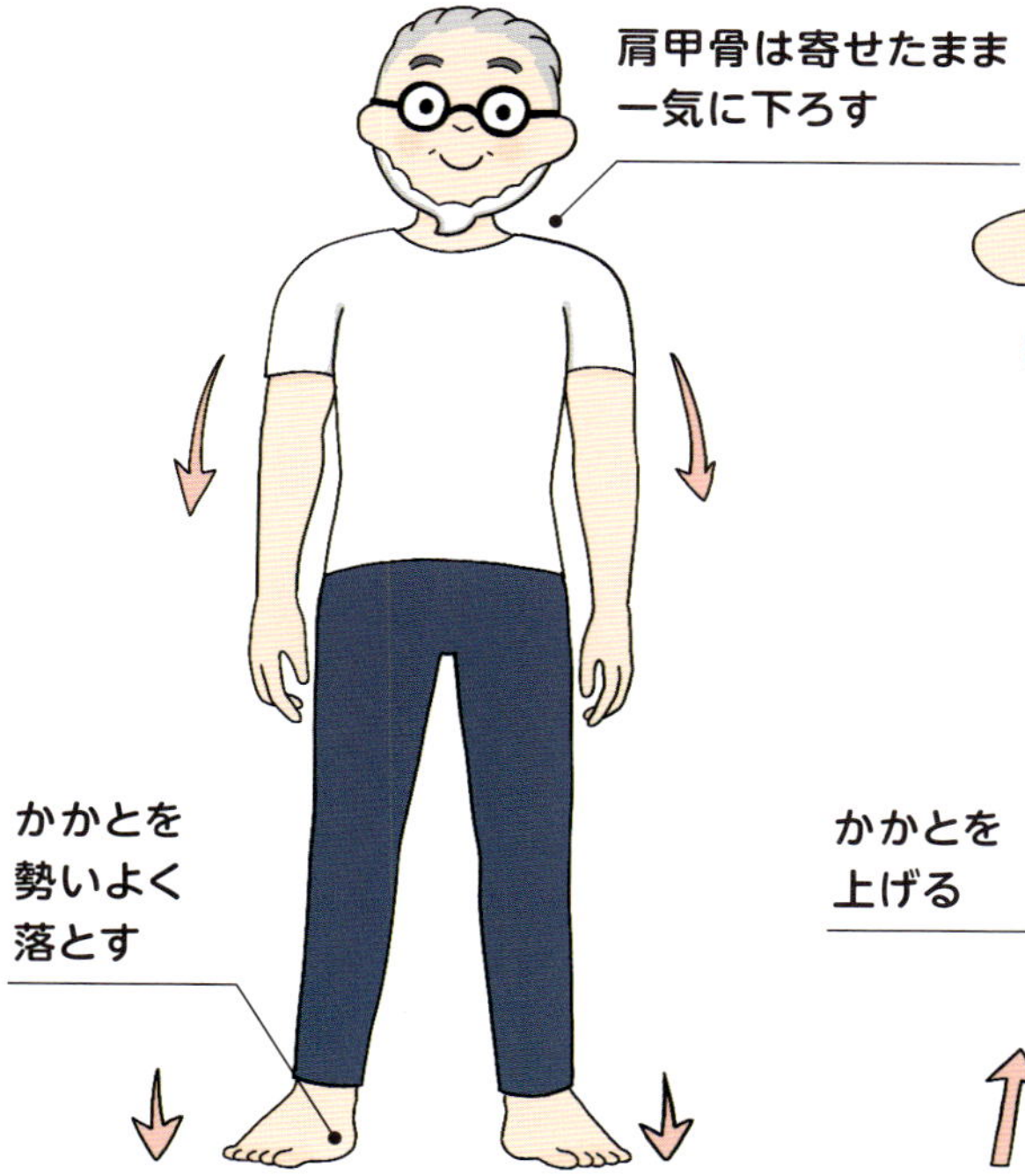

4

息を大きくひと息で吐き出しながら、腕と肩甲骨を一気に下ろし、同時にかかとも勢いよく落とします。1〜4をあと5回行います。

「肩甲骨はがし」で肩をもっと自由に！

1日の最後に行う体操として、ぼくが注目したのは「肩甲骨」です。「内臓ほぐし」で肩甲骨を左右に開いたり寄せたりする動きをしたので、今度は肩甲骨を**「寄せて」「下げる」**動きをしていきましょう。

じつは肩甲骨は、鎖骨とつながっているだけの「浮いている骨」。**本来は、まわりの筋肉と連動して上下したり、寄せたり開いたりと自由に動きます。**

しかし、猫背など悪い姿勢が続くと、肩や背中の筋肉が固まり、夜にはガチガチに。このとき肩甲骨は「開いたまま」「上がったまま」の状態です。血流も悪化し、頭痛の原因になります。そこで、**肩甲骨を「寄せて」「下げる」ことで、まわりの筋肉をゆるめ、本来の動きを取り戻す**、それが「肩甲骨はがし」です。肩甲骨がほぐれると血流も改善し、**ゴースト血管（16ページ）対策**にもなります。

ポイントは肩甲骨を寄せるとき、ゆっくり力を入れ、腕を下げるときは一気に

猫背も改善！

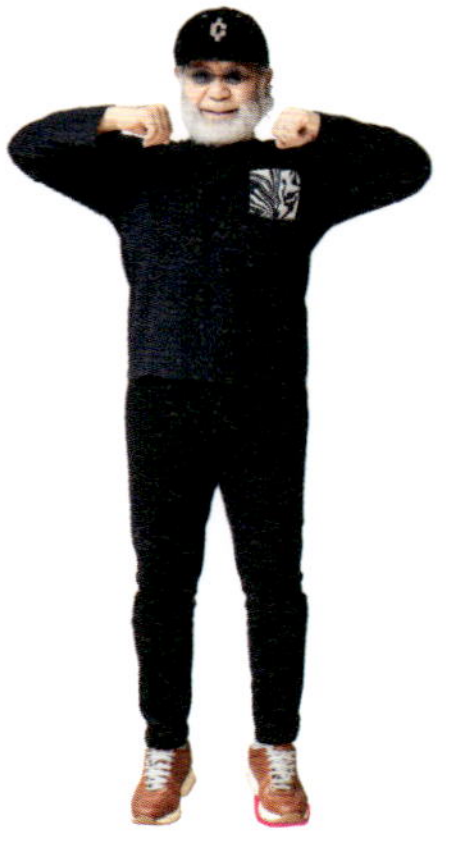

脱力すること。この動作は、**「筋《きん》弛《し》緩《かん》法《ほう》」といって、筋肉や心の緊張をほぐすリラックス法**として有名です。また、肩甲骨の動きと連動して横隔膜も動くため、まわりにある副交感神経を刺激して呼吸が落ち着き、深い眠りへと導かれます。

さらに、かまた体操では、腕を下げて脱力するときの動作に**「かかと落とし」**を加えました。加齢によって減ってしまう骨芽細胞が骨への刺激で目覚めると、「オステオカルシン」というホルモンが分泌され、**骨の形成を促してくれます。**

だから効果的！

肩甲骨はがし 3つの効果

1 背中の筋肉がほぐれ、猫背を改善！

2 筋肉をゆるめる動作で、心身をリラックス！

3 かかと落としで骨も強く！

肩甲骨のセルフチェック

どちらかの耳たぶを逆側の手でつかんだまま、ひじを顔の前から頭の後ろに回します。ひじが回らなかったり、頭が動いてしまったりしたら、肩甲骨が動きづらくなっている証拠です。

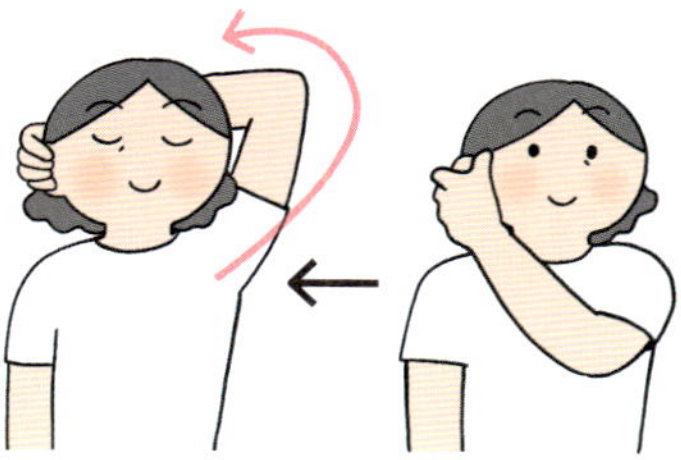

かまた体操を続けるために、ぜひおすすめしたいのが、毎日の記録です。できなかった日があっても、大丈夫。まずは1カ月、記録してみてください。それをあとからふり返ることも、継続のモチベーションになります。

	朝		昼		夜	
かまた体操	体側伸ばし & 腸ひねり	バンザイスクワット	脳トレランジ	足踏みツイスト	内臓ほぐし	肩甲骨はがし
16日						
17日						
18日						
19日						
20日						
21日						
22日						
23日						
24日						
25日						
26日						
27日						
28日						
29日						
30日						
31日						

※コピーしてご使用ください。

月

体重　　kg

身長　　cm

◎…できた

○…まあまあできた

△…あまりできなかった

	朝		昼		夜	
かまた体操	体側伸ばし＆腸ひねり	バンザイスクワット	脳トレランジ	足踏みツイスト	内臓ほぐし	肩甲骨はがし
記入例	◎	◎	△	○	○	◎
1日						
2日						
3日						
4日						
5日						
6日						
7日						
8日						
9日						
10日						
11日						
12日						
13日						
14日						
15日						

ウォーキングの効果をどこでも手軽に！
鎌田式「ロコデモウォーキング」

みなさんは、毎日ウォーキングをしていますか？

ウォーキングは**「歩く薬」**。

心肺機能を上げ、血流をよくして脳卒中や心疾患リスクを下げてくれるし、うつ病や認知症予防、高血圧や高血糖対策にもなる**「万能薬」**です。

よく「1日1万歩」と耳にしますが、この数字に根拠はありません。

高齢女性においては、1日4400歩程度でも、1日2700歩の人と比べて死亡率が41%低下したというハーバード大学の研究もあります。8000歩からは健康効果は変わらないといわれ、ぼくも**1日4000歩、週に2日は8000歩**を目標にしています。

しかし、天候や気候によっては、外に出られない日もあるでしょう。真夏の猛暑や真冬の寒さの中、無理にウォーキングをして体調をくずしたら、本末転倒です。

そこで、手軽にできる**「ウォーキング体操」**を考えました。

「どこでも」できて、運動器（筋肉、骨、関節など）の機能が低下する「ロコモ」状態になるのを防ぐ、その名も**「ロコデモウォーキング」**！

ツイストやステップを組み合わせた体操で全身を大きく動かし、**心肺機能を上げ、筋肉・骨・血管・脳・腸のすべてを強く**しましょう。

外に出られない日や、運動が足りない日の**「ちょい足し体操」**にしてもいいですし、もちろん、外でやっても構いません。

毎日やれば、確実に体が変わります。また、前後左右にステップを踏むことで、バランス機能も養われます。

年齢を重ねると、転倒が寝たきりのきっかけにもなるため、**「転ばぬ先の杖」**として、ぜひ取り入れてみてほしいです。

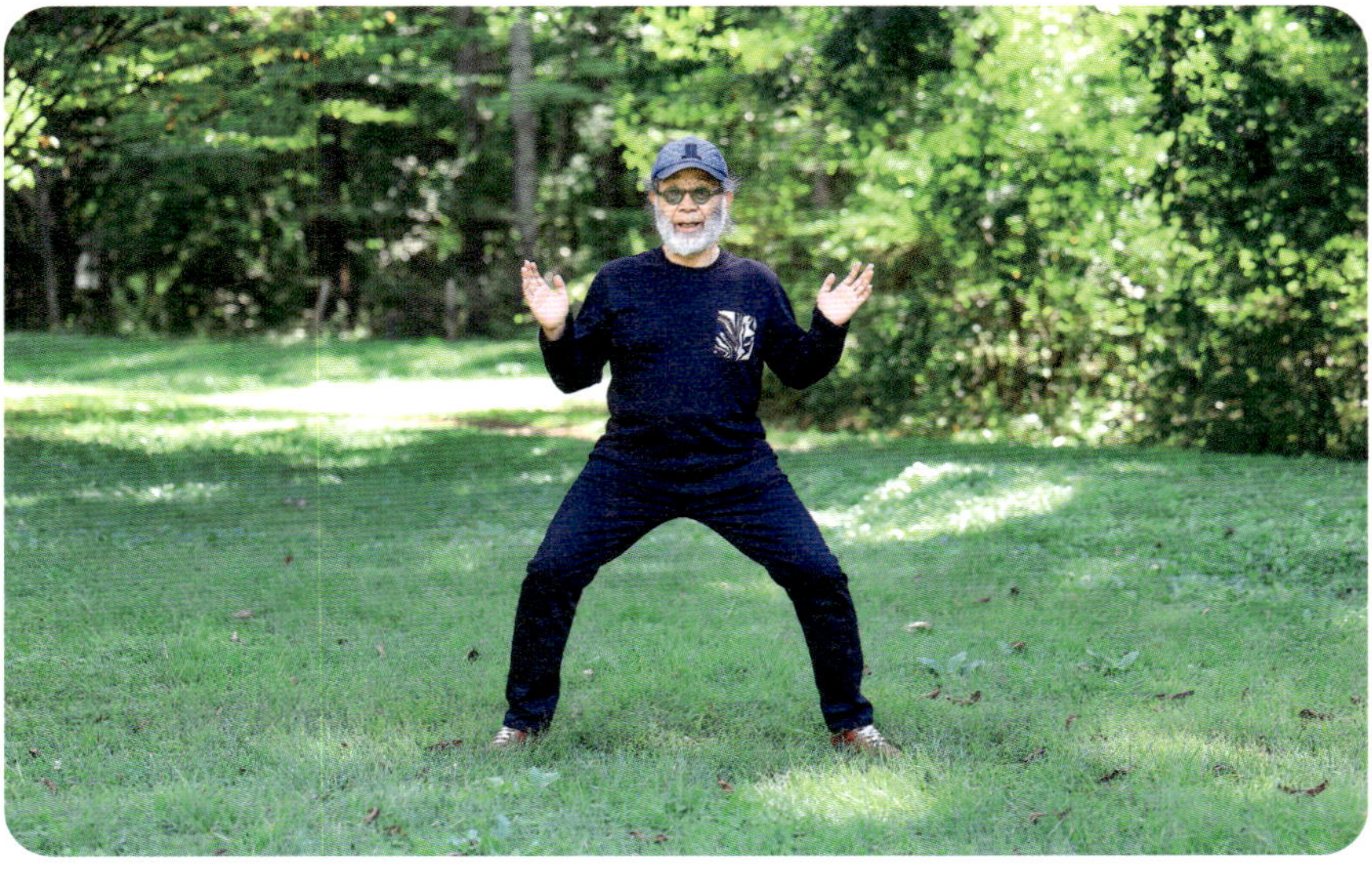

ウォーキング代わりにいつでもどこでも！

ロコデモウォーキング

所要時間 30秒

ここに効果的！

筋肉《きん》 骨《こつ》 血管《けつ》 脳《のう》 腸《ちょう》

まずは「足踏みツイスト」！

結構、息が切れる。だから心肺機能の強化につながるんだ

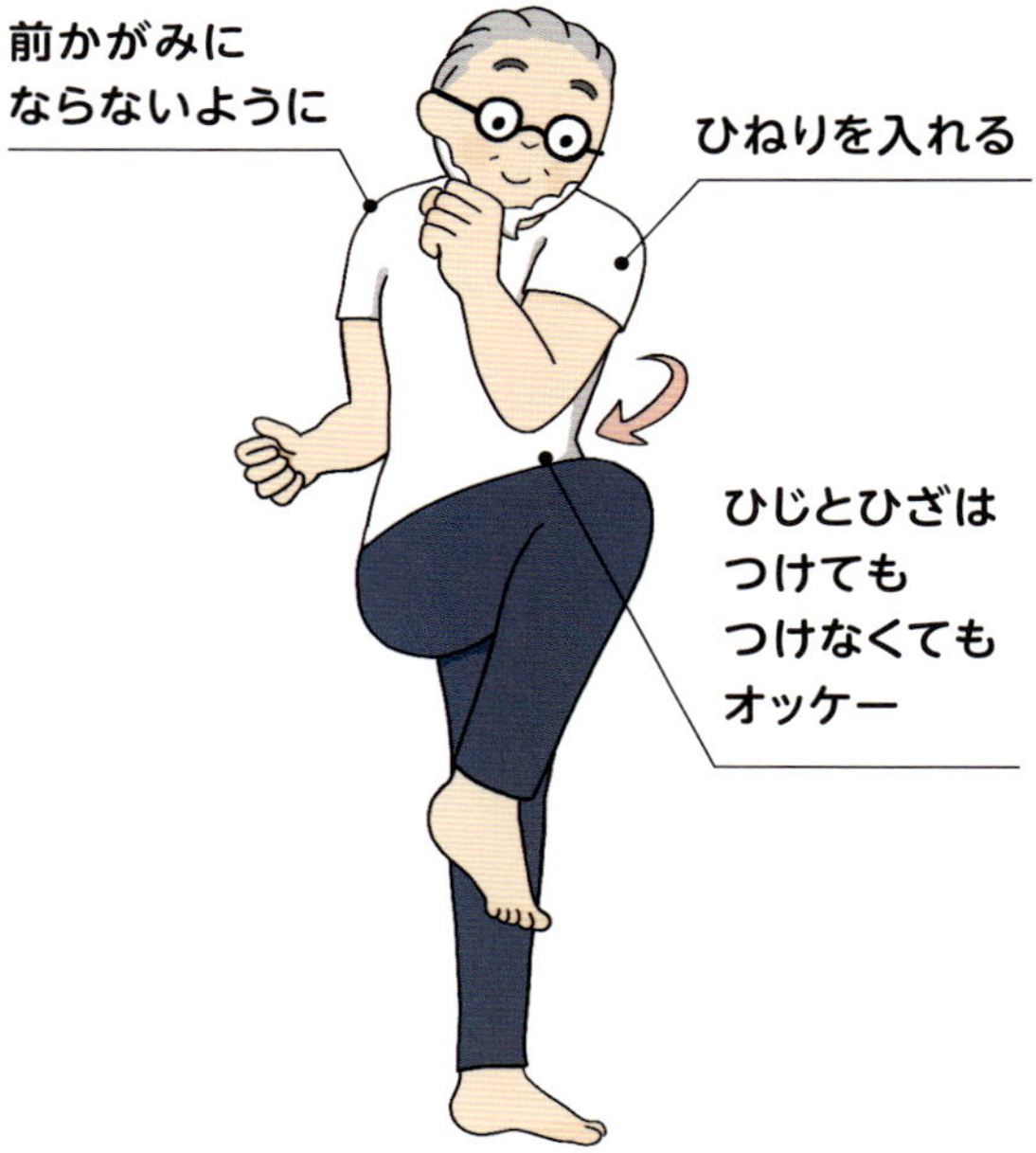
前かがみにならないように
ひねりを入れる
ひじとひざはつけてもつけなくてもオッケー

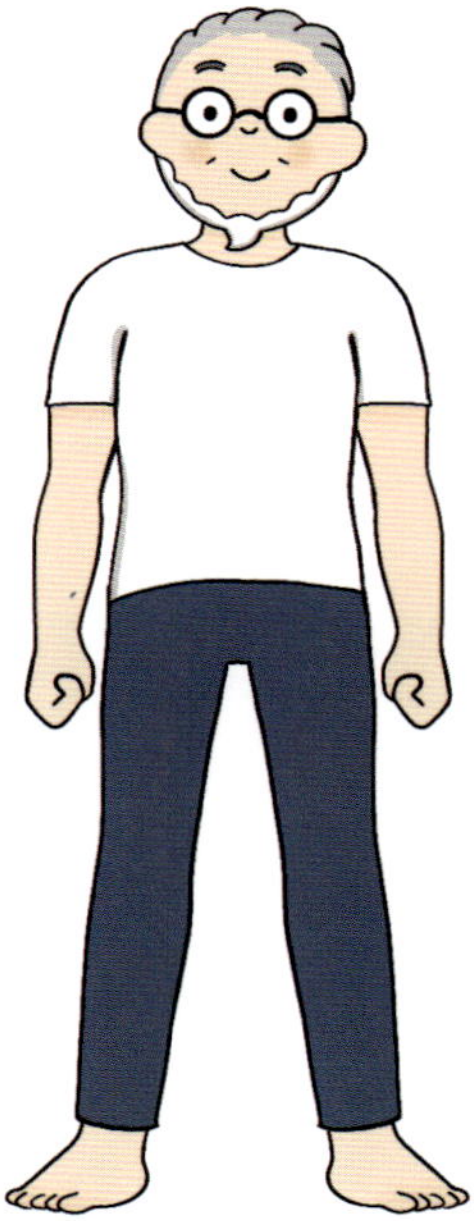

1

足を肩幅に開き、つま先をやや外側に向けてまっすぐに立ちます。

2

「1、2、3、4…」と数えながら、足を大きく上げ、同時に体をひねりながら、ひざと反対の手のひじを近づけます。右ひざと左ひじ、左ひざと右ひじ……と、交互に「8」まで続けます。

どんな体操？

足踏みツイスト、Vステップ、Aステップ、サイドステップを組み合わせた「ロコデモウォーキング」。下半身の筋力や心肺機能の強化に加え、バランス機能も鍛えられる、まさに万能体操です。リズムを覚えるまでは脳がアップアップするけれど、これが脳活になるのです。

続けて「Vステップ」!

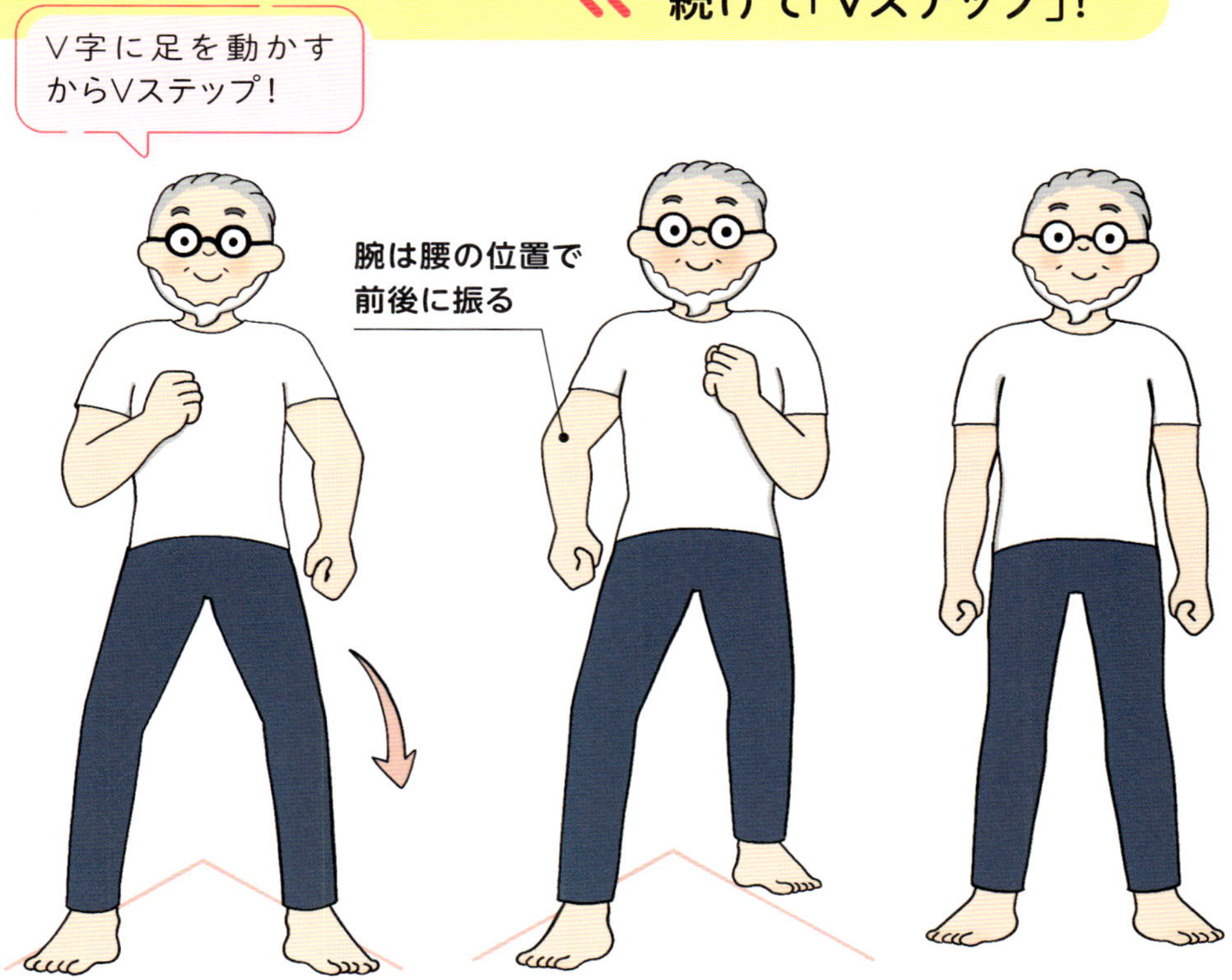
V字に足を動かす
からVステップ!
腕は腰の位置で
前後に振る

3

❶の姿勢に戻ります。

4

右足を斜め前に出します。

5

左足を斜め前に出します。

«「Vステップ」から「Aステップ」へ！

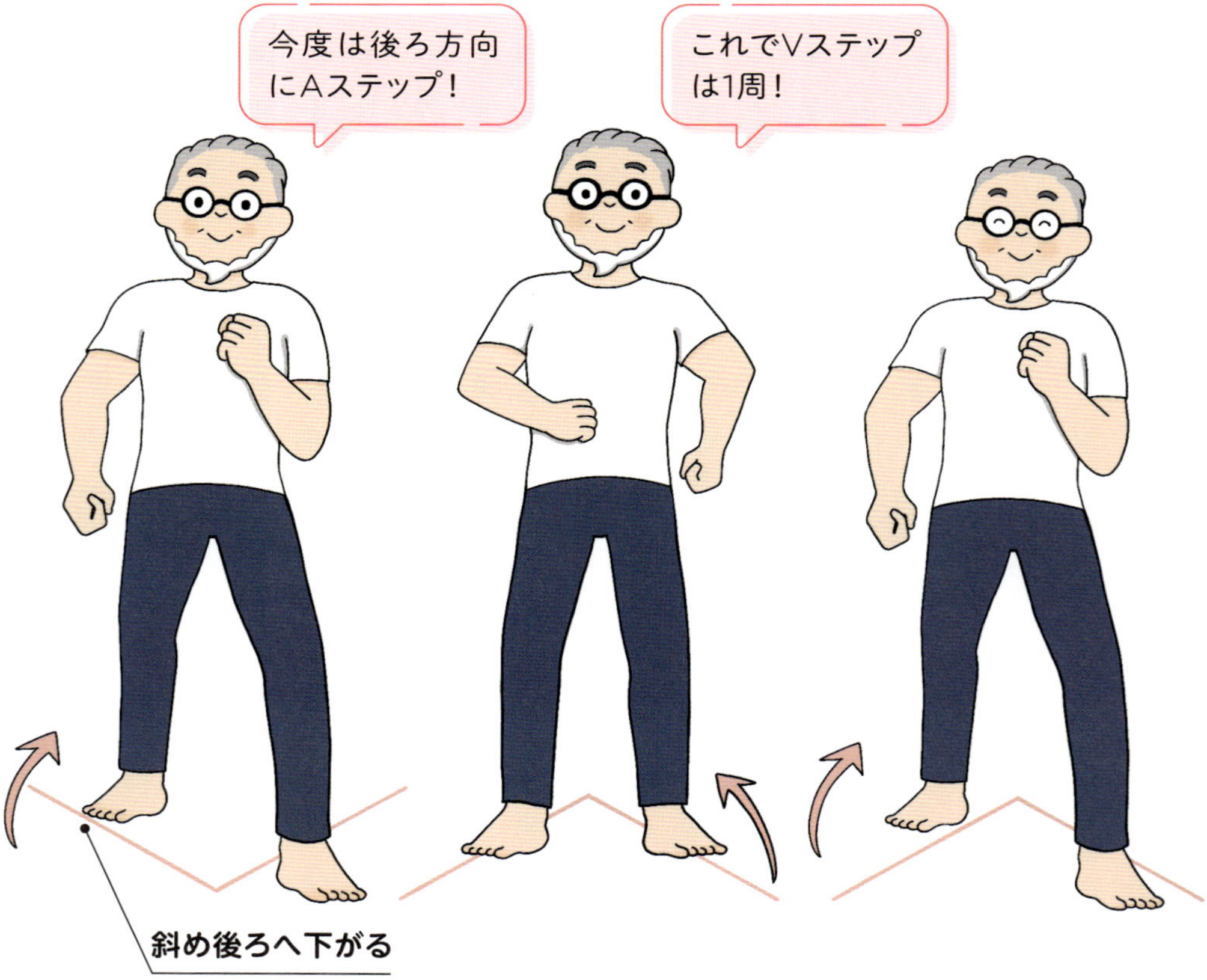

6

右足を元の位置に戻します。

7

左足も元の位置に戻します。4～7の動きをもう1周します。

8

今度は、右足を斜め後ろに引き、左足を斜め後ろに引き、それから右足、左足の順に前へ出し、元の位置に戻ります。これが「Aステップ」です。この動きを2周しましょう。

《 最後に「サイドステップ」!

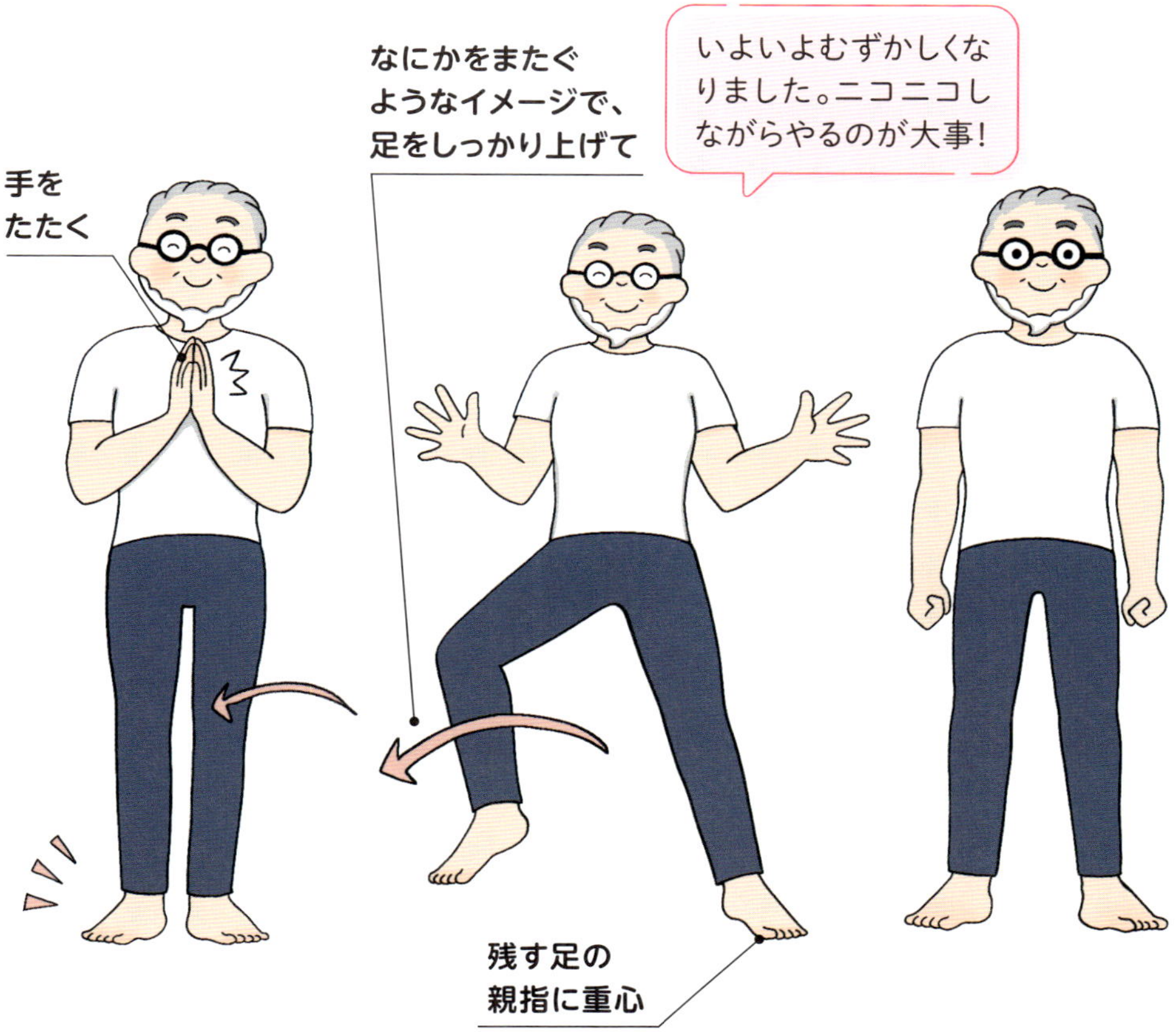

9

1の姿勢に戻ります。

10

両手を広げながら、右足を1歩横に踏み出します。

11

右足が着地したら、左足を右足に引き寄せながら、胸のあたりで手をたたきましょう。

「サイドステップ」<<

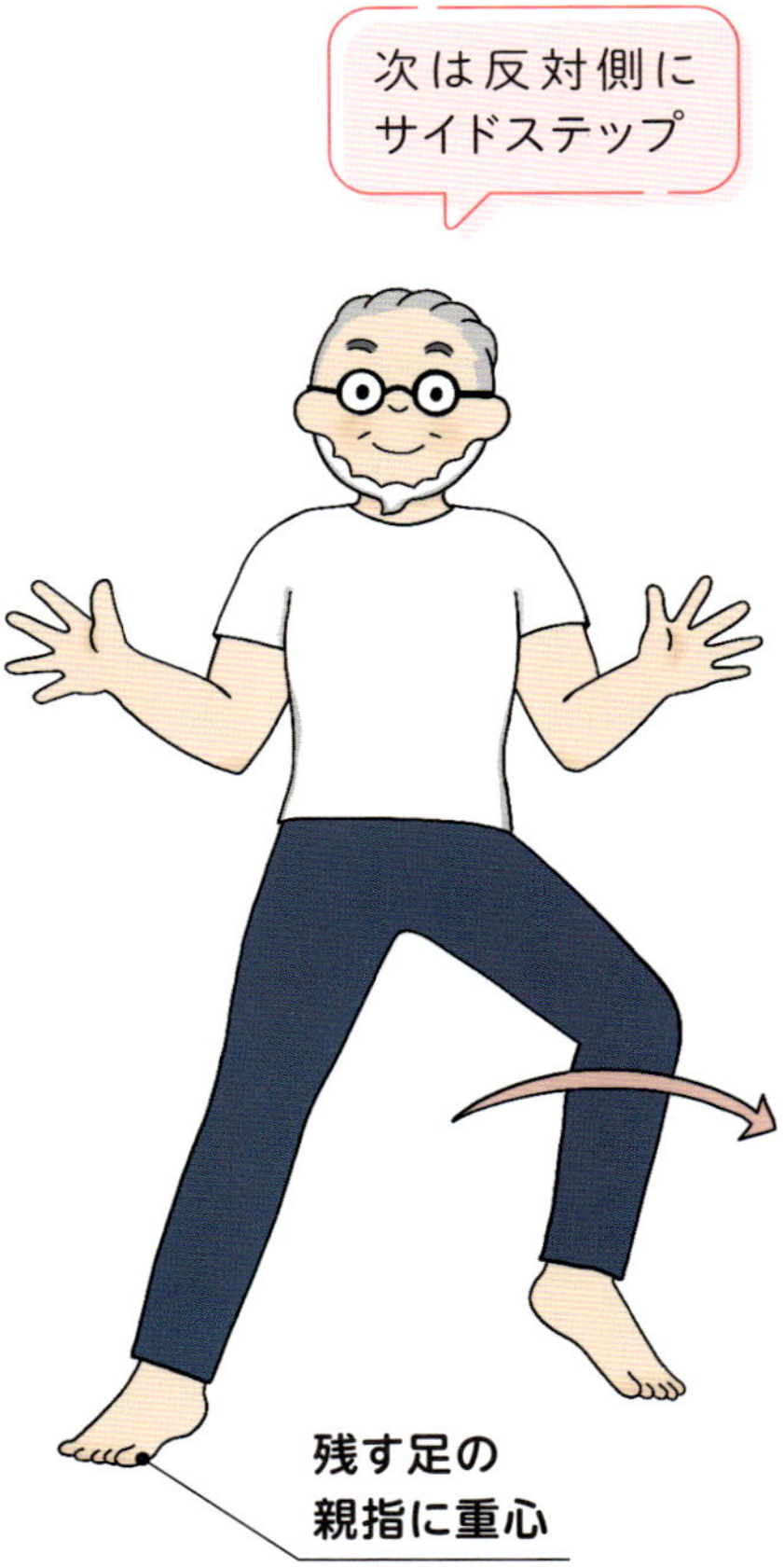

12

両手を広げながら、左足を1歩横に踏み出します。

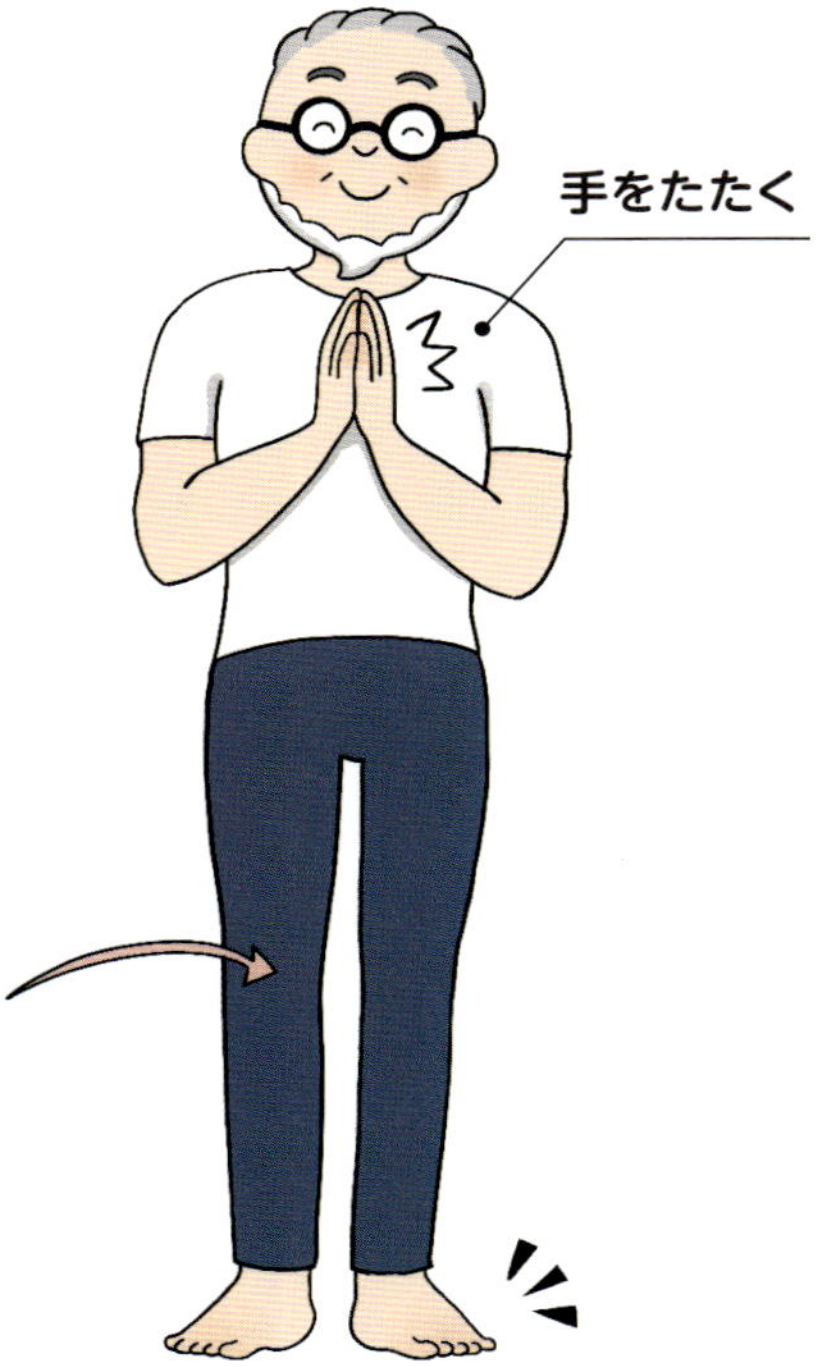

13

左足が着地したら、右足を左足に引き寄せながら、同じように手をたたきましょう。⑩〜⑬のステップをもう1回繰り返します。これで1セットです。

バランス機能が育まれ、安心して歩ける体に！

ロコデモウォーキングは、体を大きく、リズミカルに動かす「**有酸素運動**」です。足踏みツイストから、Vステップ、Aステップ、サイドステップ。試していただければわかりますが、負荷も少なく、3分ほどやればほどよく汗もかけます。

さらに、前後左右、異なるステップの連続で、**脳もフル回転**！　最初はステップを覚えるのが大変でも、大丈夫。だんだんできるようになっていきます。

しかもこの体操は、ウォーキング代わりになるだけではありません。

じつは、高齢者の**転倒予防**には、ステップを用いた体操が効果的。前後左右に足を踏み出す動作は、**股関節を大きく動かし、お尻の大殿筋を鍛えてくれます**。また、踏み込みや着地で足指の筋力も鍛えられ、しっかり床をとらえる感覚が養われます。毎日続けることで、**バランス機能が向上し、転びにくく**なるし、もしつまずいても、**とっさに踏ん張れる力**もつきます。

この体操で、体と脳をほどよく刺激し、安心して歩ける体を手に入れましょう！

コラム 1

鎌田塾の塾生と一緒に「かまた体操」をやってみました！

失敗しても笑顔で気にしない、それがかまた体操

佐賀県を日本一の健康長寿県にすることを目指し、県民の方に向けて開催している「がんばらない健康長寿実践塾」、通称「鎌田塾」で「かまた体操」を実践しました。

ご参加いただいたのは、50代から80代までの女性10名。日頃から健康に気を使い、運動もしている体操上級者の方々ですが、足踏みツイストやロコデモウォーキングでは、「あれれ？」と動かす足を間違ってしまう人もちらほら。でも、**少しくらい間違ったほうが、脳にいい刺激になります。間違えても、笑っちゃうくらいの気軽な気持ち**で取り組みましょう。

自己流のアレンジも大歓迎。とにかく楽しんで続けているうちに、**若返りホルモンが出てどんどん元気になるし、血圧も血糖値も下がる**し、ウソみたいにいろんなことがよくなっていきます。

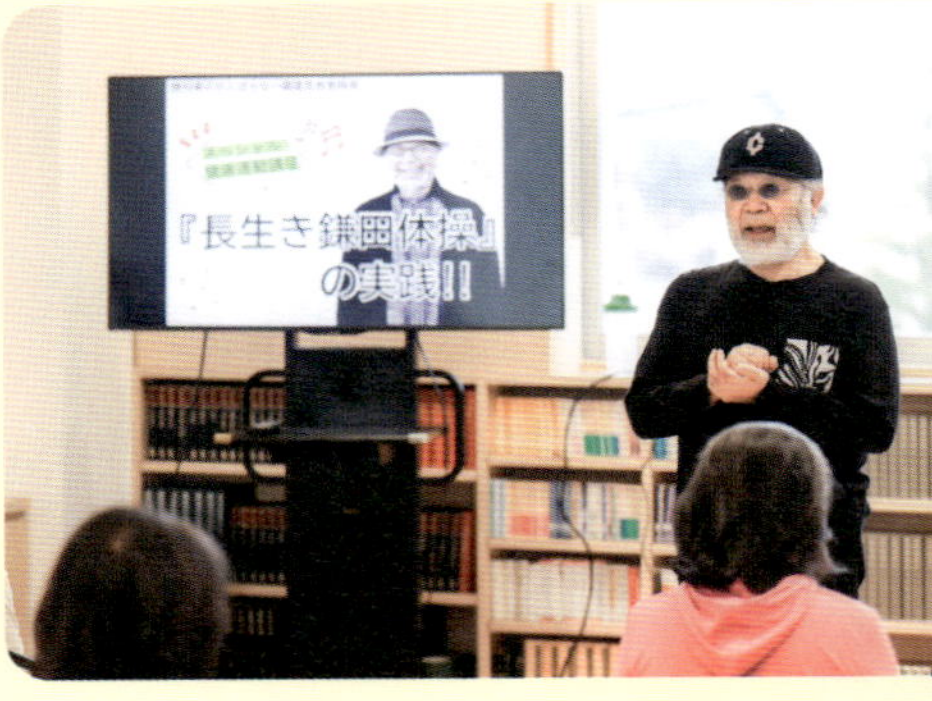

でも、ぼくはかなり汗をかいたのに、みんな涼しい顔。失敗しても笑顔でへこたれません。鎌田塾の塾生は、心も体も本当に元気で、すごい！

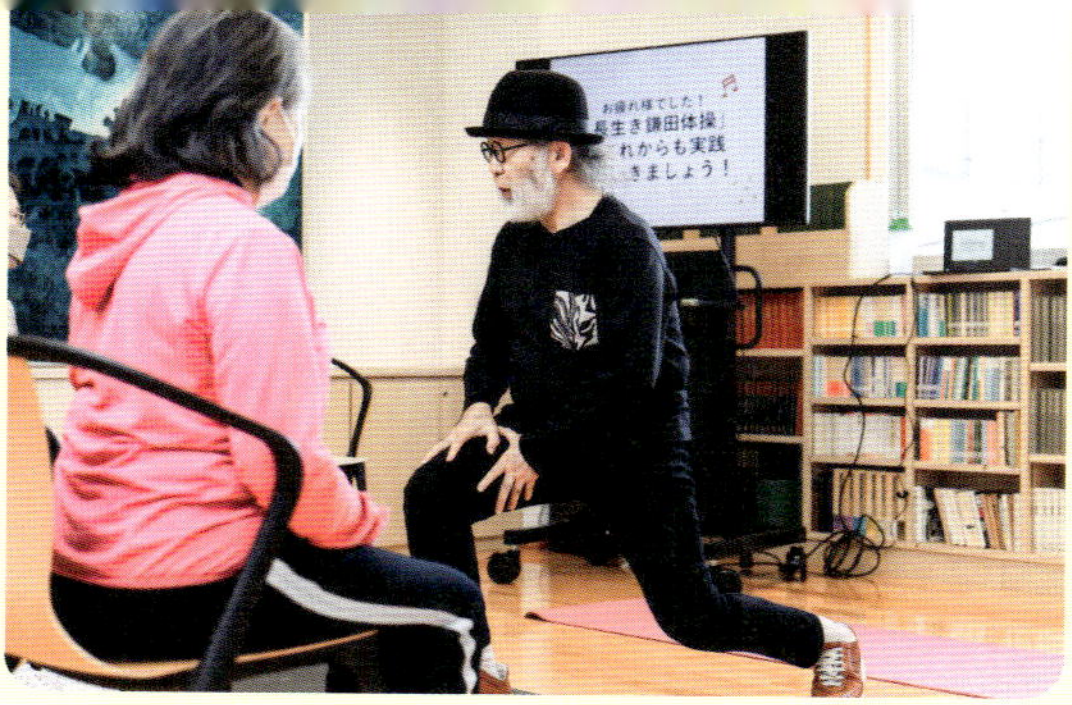

脳トレランジは、前後に足を出す順番を自分流に変えてもオッケー。どんどんアレンジしましょう。

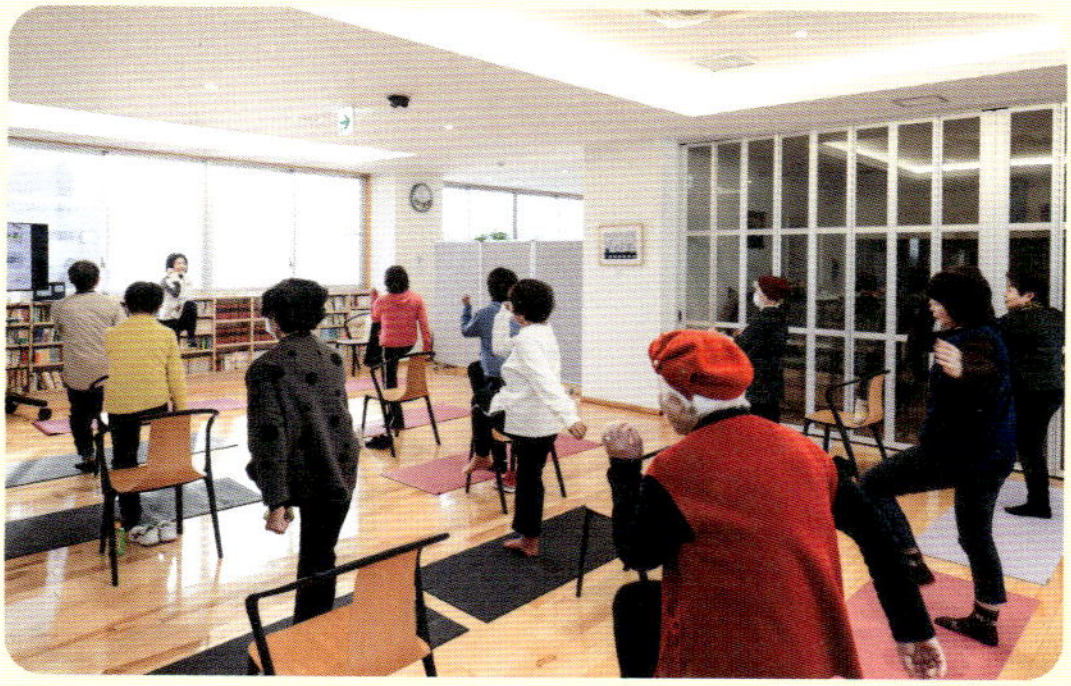

健康運動指導士の田中美祈さんと一緒に、ロコデモウォーキング。脳活にも、ウォーキング代わりにもおすすめの体操です。

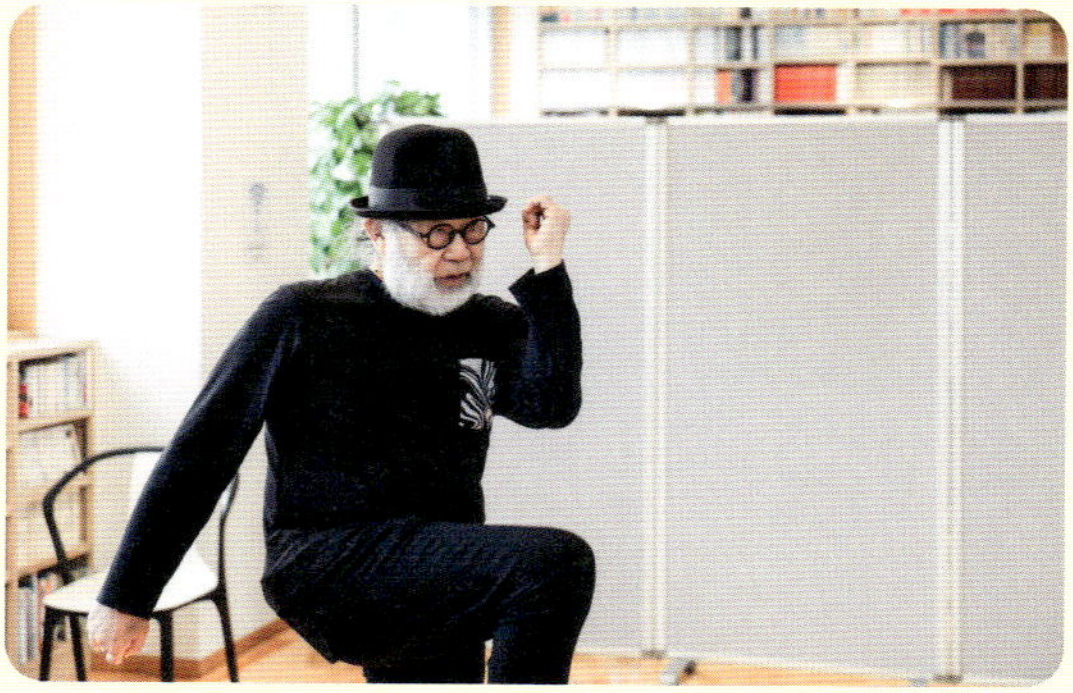

足踏みツイストは、大きく足を上げることで腸腰筋が鍛えられます。ちなみに、ぼくはひじとひざがつきません。つく人はすごい！

コツコツ続けていけば、どんどん体が動くようになっていきます！

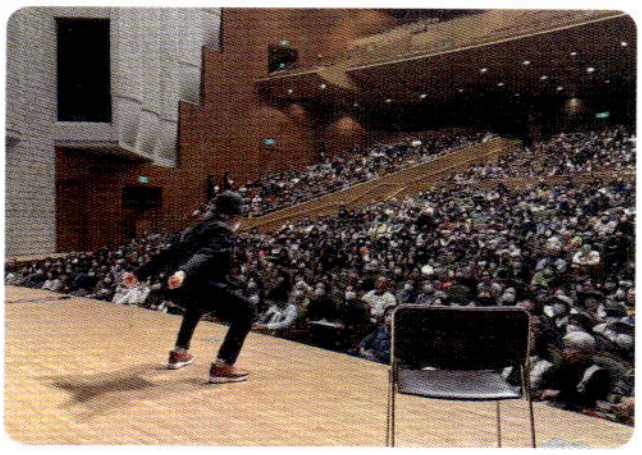

鎌田塾のあとは、佐賀市文化会館大ホールで1800人と一緒にかまた体操を実践。気持ちよかった！

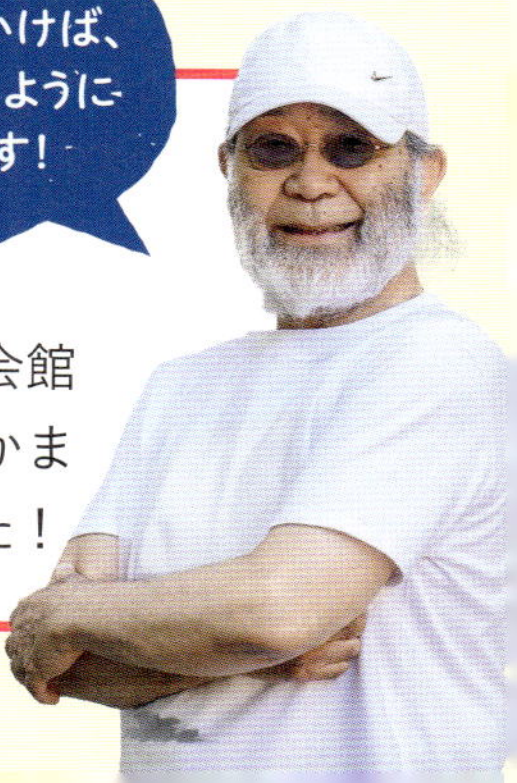

かまた体操をやってみて

塾生のみなさんには、鎌田塾開催の1週間前からかまた体操をはじめていただきました。すると、たくさんの体によい効果報告が！ その声の一部をお届けします！

普段使わない筋肉を使い、だるさも解消！

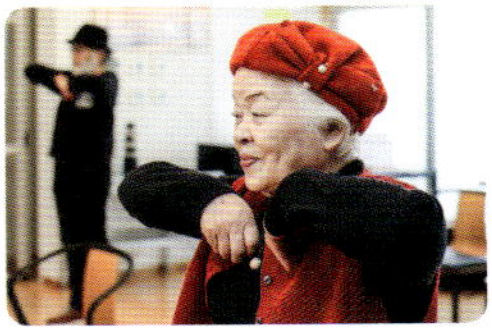

中嶋都嬉子さん（83歳）

体をひねるなど、毎日やっているラジオ体操にはない動きもあって新鮮！ いつもは使わない筋肉を使っている感覚がありました。最初は、しばらく筋肉痛だったけれど、今はむしろ心地よくて、体のだるさも解消です。

30秒でできるから、毎日続けられる！

電子レンジを30秒待つ間など、ちょっとした時間にできるのがいいですね。ラジオ体操よりも、ずっと手軽です。とくに「ロコデモウォーキング」は、動きがダンスに似ていて楽しい！ これなら毎日続けられそうです！

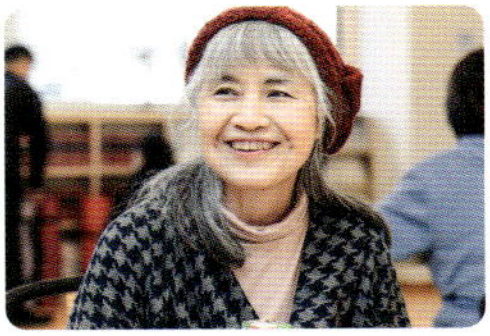

矢野久子さん（70歳）

1週間で便通が改善し、食欲アップ

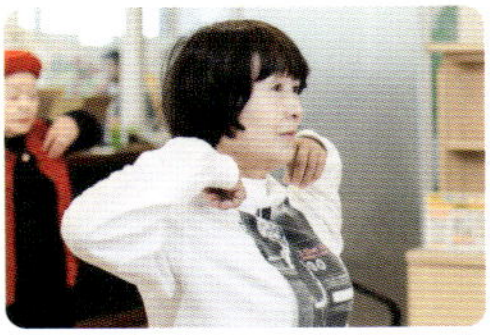

敏子さん（66歳）

かまた体操をはじめて1週間くらいで快便効果を感じ、食欲がわいてきました。とくに「体側伸ばし＆腸ひねり」や「内臓ほぐし」は、ダイレクトに腸に効いている感じがしますね。これからは、かまた体操を新しい習慣にします！

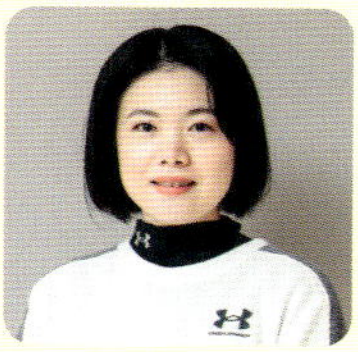

長生き「かまた体操」を指導してみて

かまた体操は日常生活の中で気軽に実践できることがポイントです。体操実践後、「体がスッキリした！」「楽しかった！」とのお声を伺いました。今後もぜひ継続していただきたいです。

健康運動指導士
田中美祈さん

健康運動指導士、ピラティスインストラクター。株式会社ミズ主催 鎌田實の「がんばらない健康長寿実践塾」で健康運動講座講師を担当。

かまた体操で、朝から体が楽に動く！

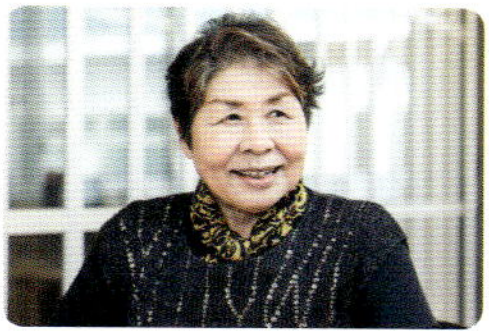

松﨑千鶴子さん（79歳）

かまた体操は、やった直後から体が軽くなるのがすごい！ 朝から効果があると1日を楽にスタートできます。「足踏みツイスト」は、手と足が合わず、「あれあれ？」となるけど、鎌田先生いわく、「それが脳にいい」そうです。

体がポカポカして肩の痛みも解消

かまた体操をすると、すぐに体がポカポカしてきます。肩の痛みがとれて楽になり、かまた体操をはじめてからは、週に2回通っていた整体に行っていません。足が上がるようになり、つまずきも減ったような気がします。

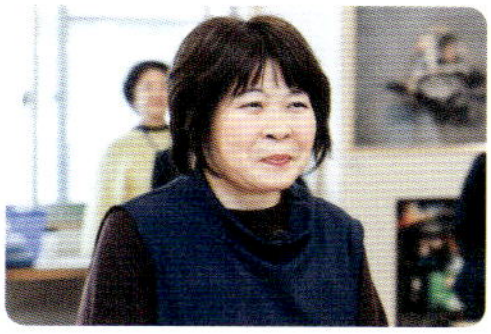

上瀧美和さん（55歳）

1週間で歩行が楽になりました！

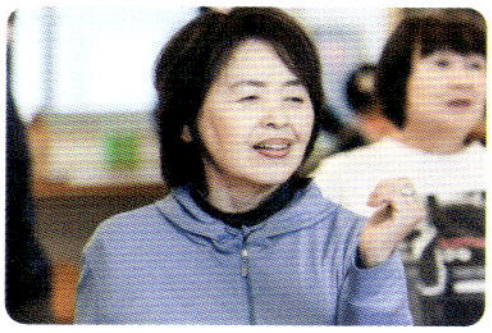

熊谷由美子さん（77歳）

かまた体操は、その動きが体のどこに効くのかわかりやすく、気軽に続けられるのが魅力。「ロコデモウォーキング」はリズムに乗れて楽しいです。はじめて1週間で歩くのが少し楽になり、遠回りして帰るようになりました！

第2章

痛み・しびれ・こり・疲れ・不眠……

鎌田式「カラダ改善」体操で不調とサヨナラ!

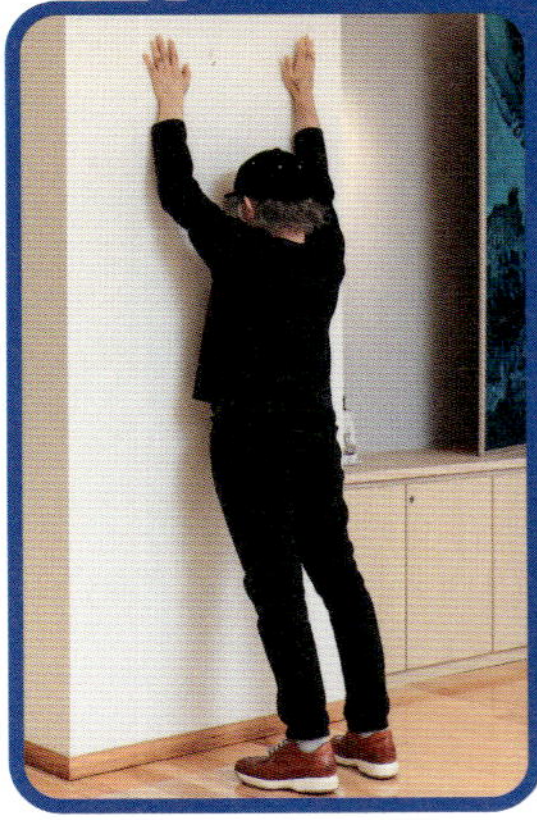

50代、60代、70代、80代……と、年齢を重ねるごとに、**体の不調やトラブルが増えていきます**。首こりや肩こり、頭痛、腰やひざの痛み、目のかすみ、尿もれや便秘など、数えあげればきりがありません。

ぼくの考える「長生き」は、**90歳でも自分の足で歩いてレストランへ行き、日帰り温泉を楽しめる**こと。ところが、こうした不調が毎日続くと気分が沈み、旅行や買い物、食事に出かけるといった日常の楽しみも半減してしまいます。

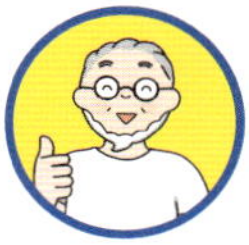

気がつけば体が変わり不調が遠ざかる！

そこで2章では、ぼく自身や、ぼくのまわりで耳にする**20種類の痛みや不調**を取り上げ、**ダイレクトに効く体操**を紹介。記した回数を目安に、できれば、**すべての体操を一通りやってみる**ことをおすすめします。たとえば、ひざの痛みがなくても、「もも筋体操」をやってみると、筋が伸びて体がグッと楽になるはずです。

そのうえで、肩こりのある人は「肩甲骨ほぐし」「振り子体操」「肩甲下筋《けんこうかきん》伸ばし」など、**自分に合った体操を見つけて、週に4、5回**はできるといいですね。

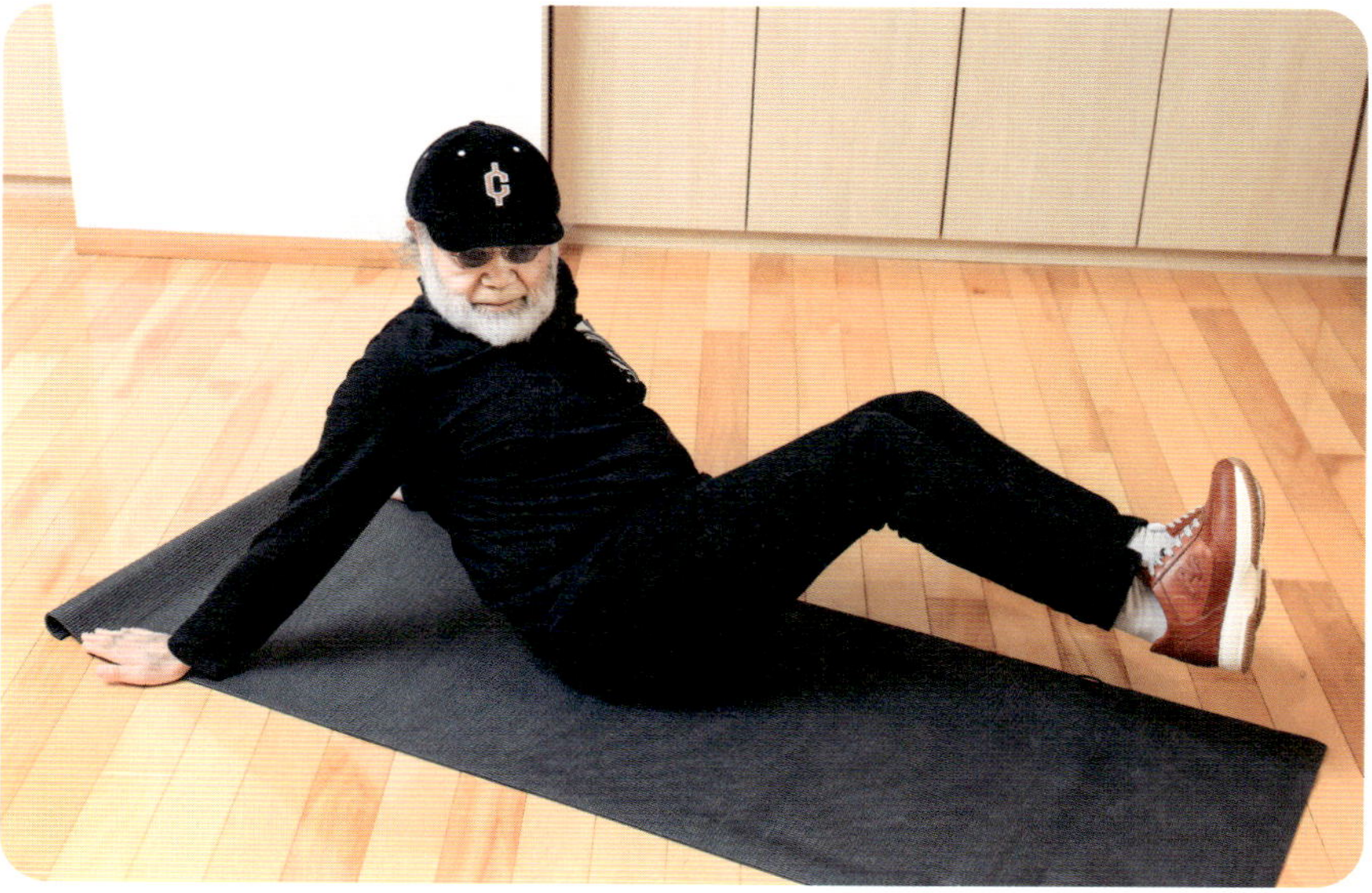

1 ひざの痛みには

ひざが痛むからといって、**まったく動かさないのは逆効果**。筋肉が減ってひざが不安定になり、軟骨がすり減って**さらに痛みが増す**ことも。**太ももの筋力強化とストレッチ**でこの悪循環を断ち切り、ひざ痛にサヨナラしましょう。

もも の柔軟性と筋力アップで痛み知らずに！

もも筋体操

1は
左右1回ずつ
2は
左右5回ずつ

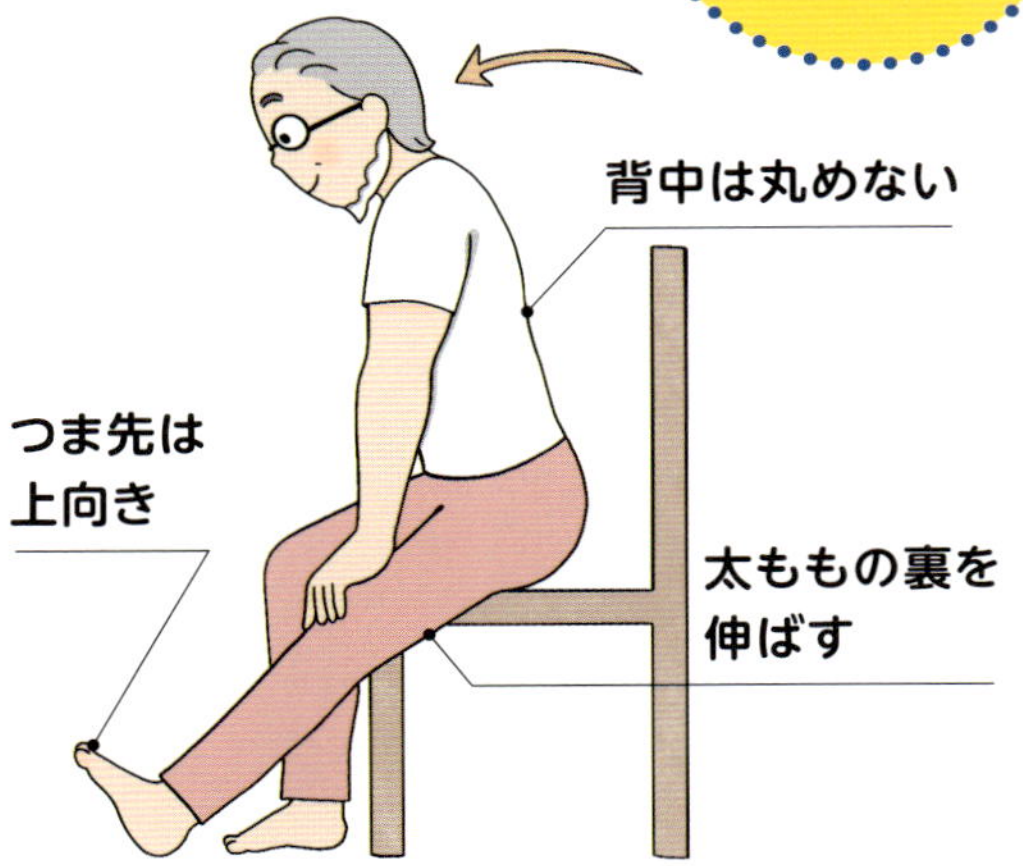
背中は丸めない
つま先は
上向き
太ももの裏を
伸ばす

1 いすに浅く座って片足を伸ばし、太ももの裏が伸びるように、30秒間、ゆっくり上半身を前に倒します。

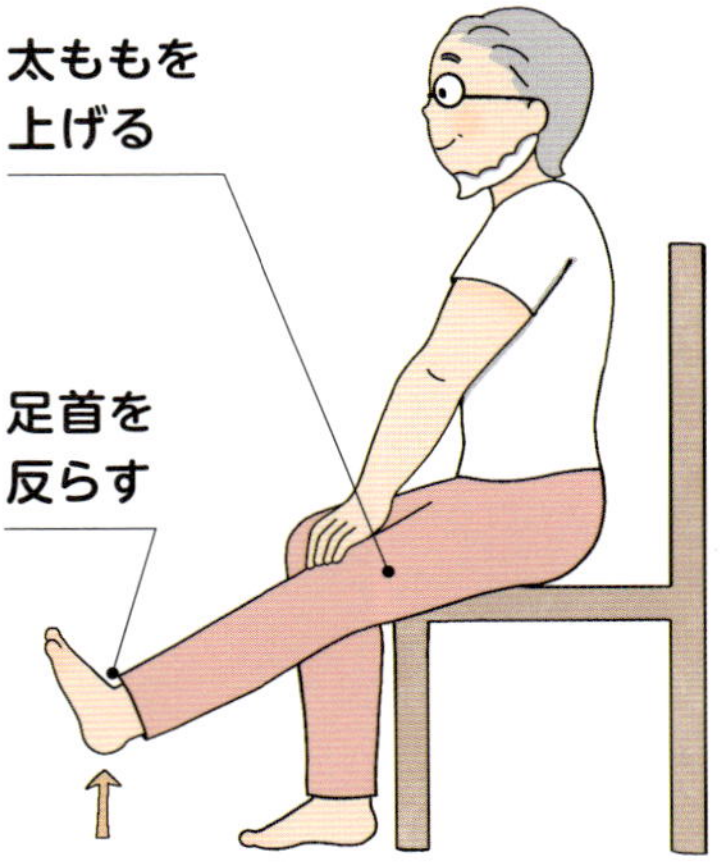
太ももを
上げる
足首を
反らす

2 片足を床から10cmくらい上げ、5秒間キープ。足を下ろしたら2～3秒間休みます。

だから効く！

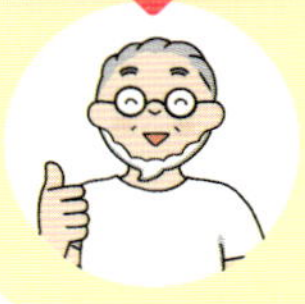

太ももの筋力アップとストレッチでひざ関節を安定させ、軟骨のすり減りを予防。ぼくは、ひざの十字靭帯の損傷で、一時は手術が必要と言われたけれど、この体操でスキーもバンバンできるようになりました。

2 首筋・肩のこりには

筋肉がこわばると、血のめぐりが悪くなり、筋肉に酸素が運ばれず、**疲労物質がたまりがち**になります。これが、重たくてつらい首筋・肩のこりの正体。改善のカギは、**肩甲骨まわりの筋肉ストレッチ**です。

閉じて開いて筋肉をほぐす

肩甲骨ほぐし

1〜2を3セット

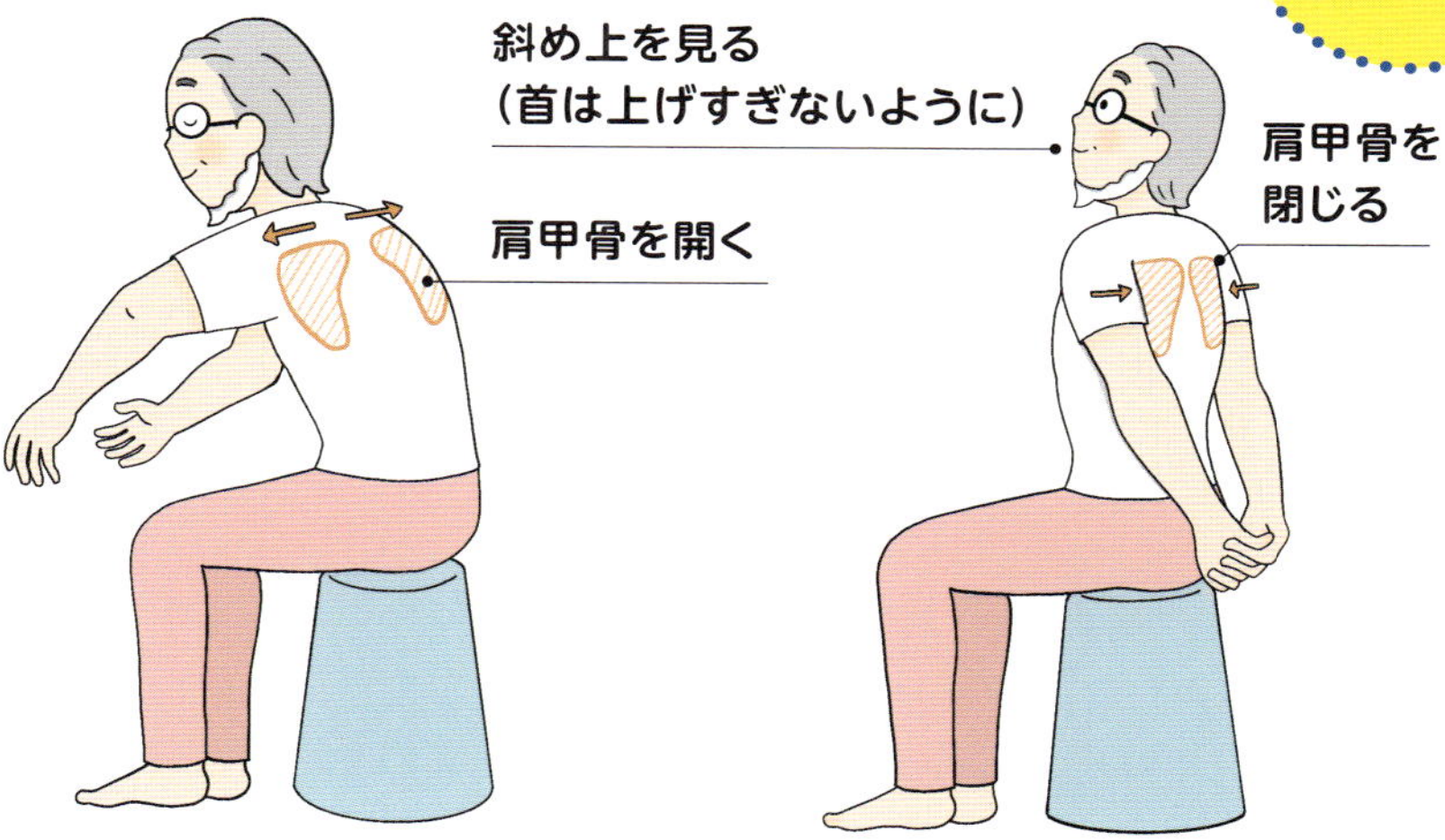
斜め上を見る
（首は上げすぎないように）
肩甲骨を開く
肩甲骨を閉じる

1 両手を後ろで組み、背筋を伸ばして、両腕をしぼるようにして20秒間、肩甲骨を寄せます。

2 つないだ手を離し、20秒間、体の前で大きな荷物を抱えるように輪をつくり、肩甲骨を開きます。

だから効く！

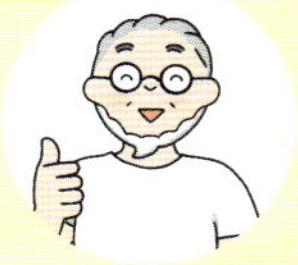

肩甲骨をほぐすと、そのまわりにある首や肩につながる筋肉の血流が改善し、酸素が筋肉に行き渡って、首や肩が軽くなります。ぼくは原稿を書くときなど、1時間に1回はこの体操をするようにしています。

3 四十肩・五十肩には

加齢などで肩関節まわりの**筋肉や腱が硬くなり、炎症や痛みが起こる**「四十肩・五十肩」。放っておくと、関節が癒着して動かなくなる恐れもあります。肩甲骨のまわりの筋肉をやわらかくし、可動域を広げていきましょう。

ブラブラさせて腕の動きをなめらかに

振り子体操

痛みがある腕を10回

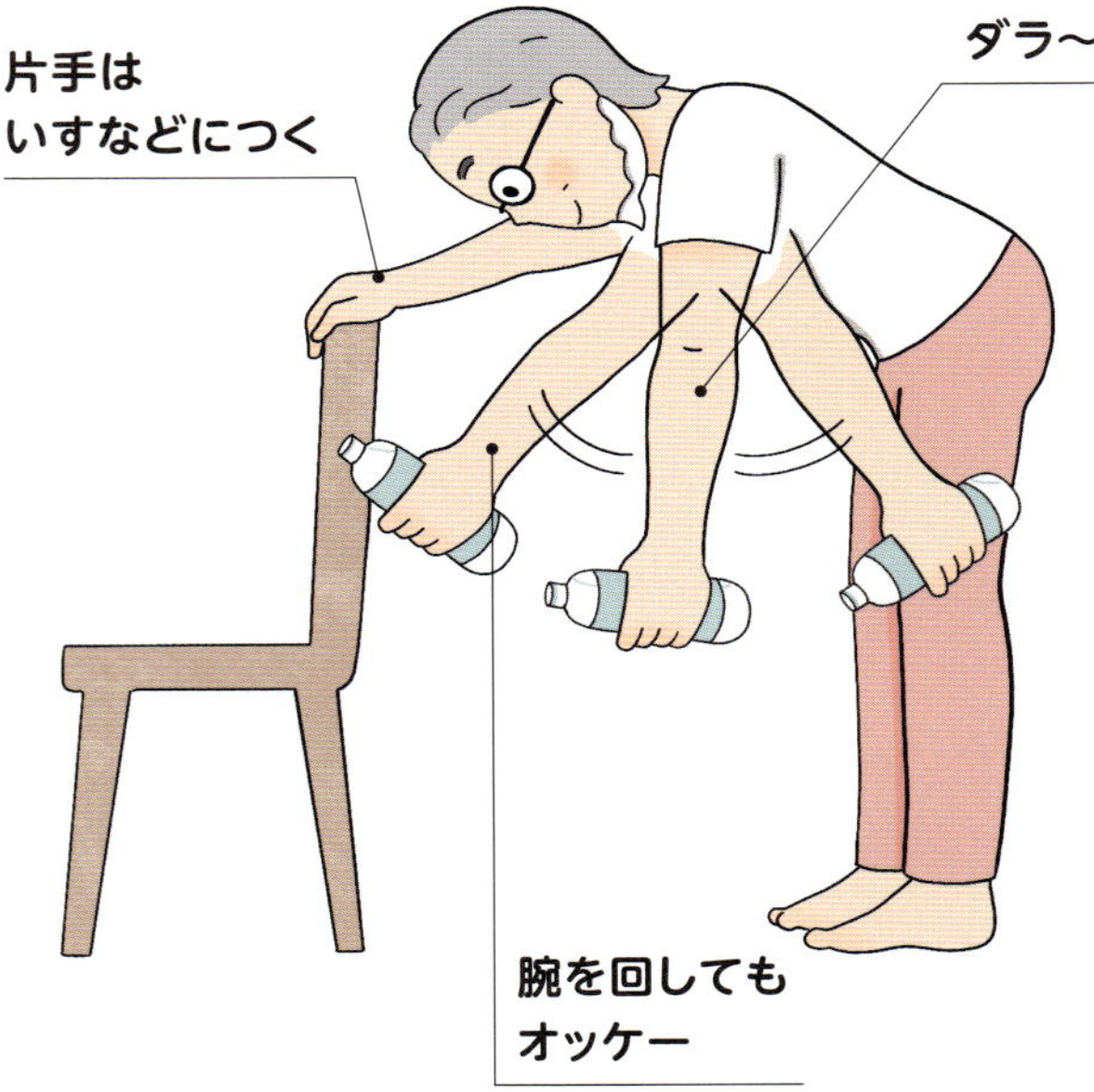
片手はいすなどにつく
ダラ〜ッと脱力
腕を回してもオッケー

片手をいすの背などにつき、上半身を前に倒します。もう片方の手に水の入ったペットボトルを持ち、だらんと垂らして、前後左右に10〜20回ほど小さく揺らします。

だから効く!

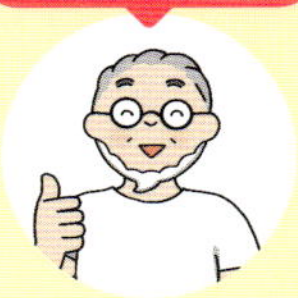

ぼくは25年前に、この体操で五十肩を克服しました。当時はアイロンを持ち、その重みで、痛くない範囲で腕を振り、徐々に動く範囲を広くしていきましたが、今はペットボトルをすすめています。

おじぎの動きで巻き肩を改善!

肩甲《けんこう》下《か》筋《きん》伸ばし

左右1回ずつ

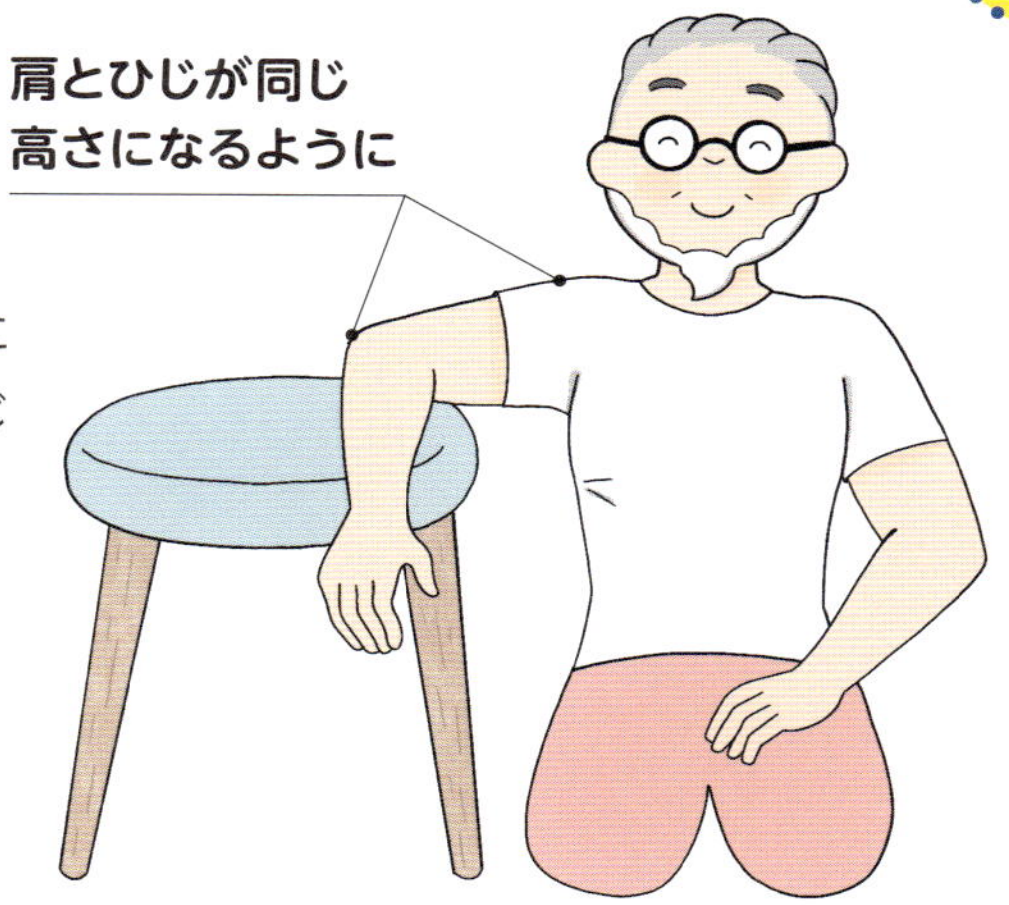
肩とひじが同じ
高さになるように

1

いすの座面や机などに片方の腕をのせ、ひじを90度に曲げます。

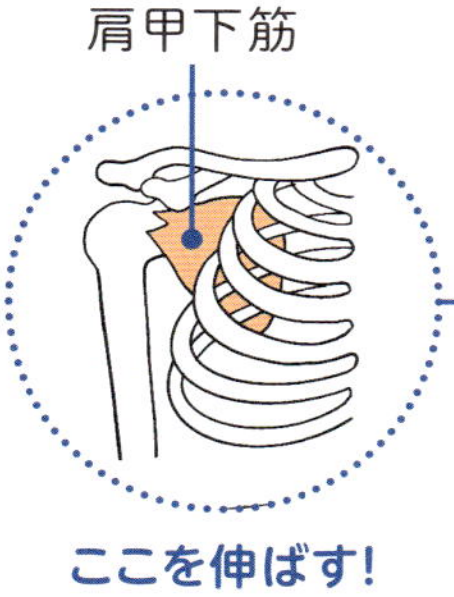
肩甲下筋
ここを伸ばす!

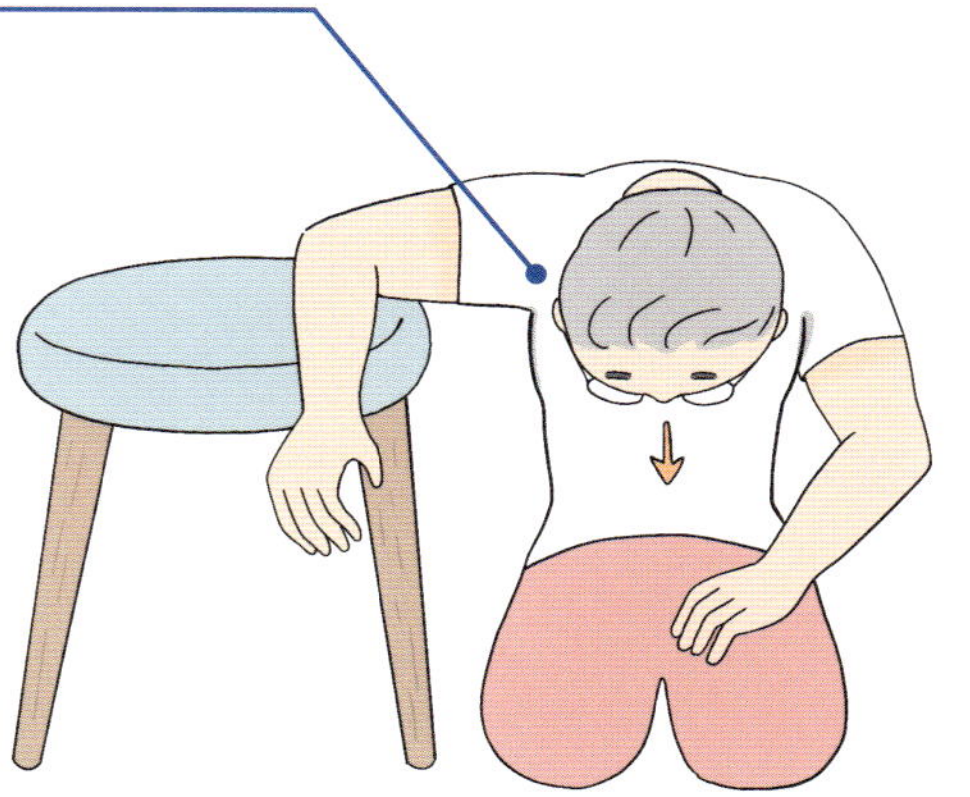

2

ゆっくりと上体を前に倒し、10秒間キープしましょう。こうすることで、肩甲骨の裏側についている「肩甲下筋」を伸ばします。

だから効く!

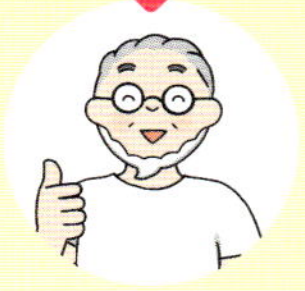

パソコンなどの座り仕事が続くと、巻き肩になり、肩甲下筋が硬くなりがちに。この体操で、内向きに固まった肩甲下筋を外向きに伸ばせば、肩の可動域が広がり、四十肩・五十肩の予防につながります。

4 股関節の痛みには

　中高年女性に多いのが、加齢で関節の軟骨がすり減り、摩擦で骨が炎症を起こす**「変形性股関節症」**。股関節が痛むと、**立つ、歩く、座るなどの日常動作がむずかしく**なります。この体操で、股関節の筋肉をほぐしましょう。

柔軟性を高めて痛みにサヨナラ

股関節ほぐし

左右5回ずつ

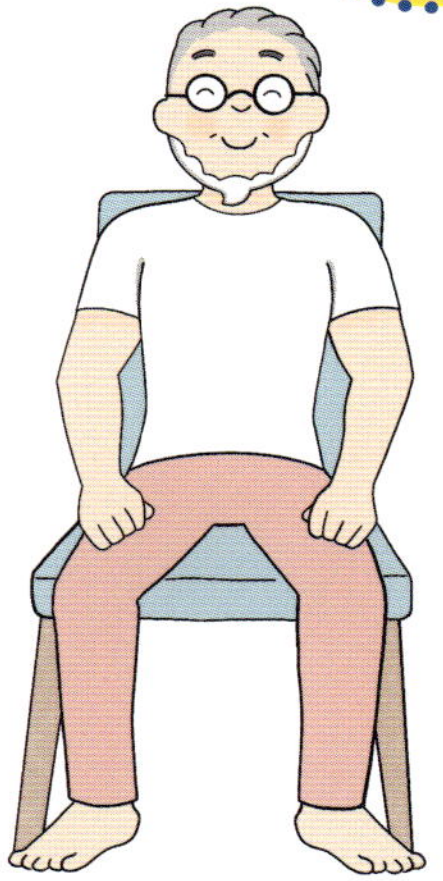

1 少し足を開き、つま先がやや外側に向くようにして、いすに座ります。

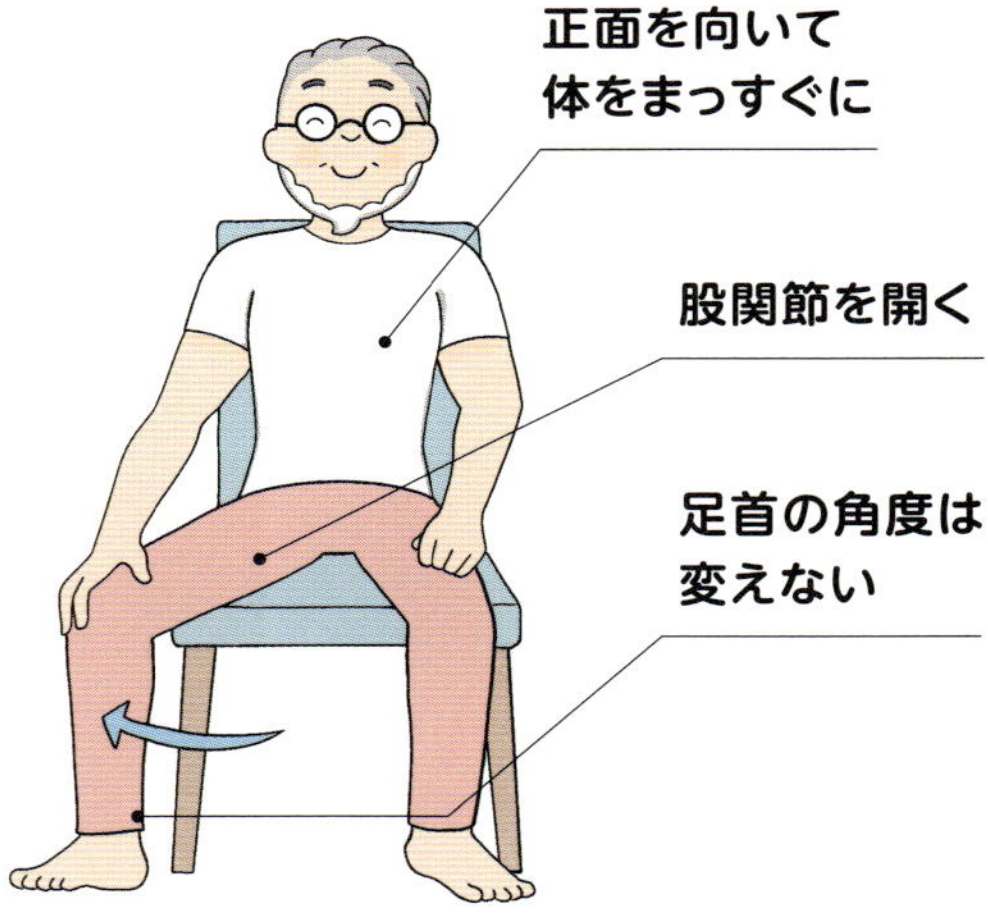
正面を向いて体をまっすぐに
股関節を開く
足首の角度は変えない

2 片足を、できるだけ大きく開いていき、5秒間キープ。左右交互に5回ずつ、開いて閉じてをゆっくり繰り返します。

だから効く!

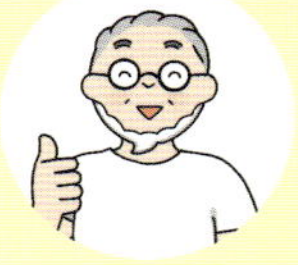

股関節を開いて、まわりの硬くなった筋肉をほぐせば、軟骨のすり減りで不安定になった股関節がしっかり支えられます。また、腹筋と背筋に力を入れて体をまっすぐにすることで、体幹の筋肉も鍛えられます。

5 首の痛みには

重たい頭を支える首は、体の中でも**負担がかかりやすい場所**。そのため、悪い姿勢が続くと、首の骨と骨とをつなぐ椎間板《ついかんばん》がすり減って、**「頸椎《けいつい》椎間板症」**になる恐れも。日頃から首の筋肉を鍛え、首トラブルを防ぎましょう。

繊細な首を安全に鍛えるには?

押し合い体操

左右前後 1回ずつ

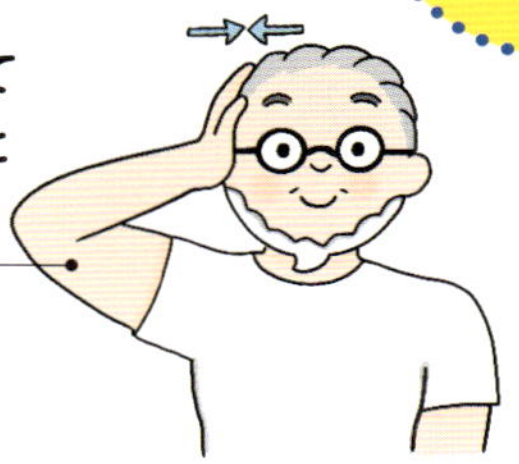

ゆっくり力を入れて「い〜ち、にぃ〜」と数える

1

側頭部に手を当て、5秒間かけて押し合い、ゆっくりゆるめます。

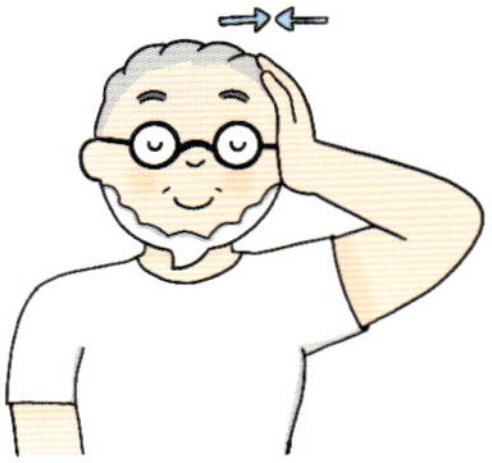

2

反対側も同じように、手と頭で押し合い、ゆるめます。

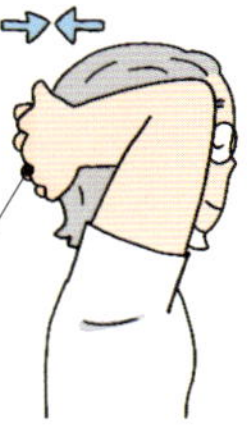

手は両指を組む

3

後頭部に両手を当て、5秒間かけて押し合い、ゆっくりゆるめます。

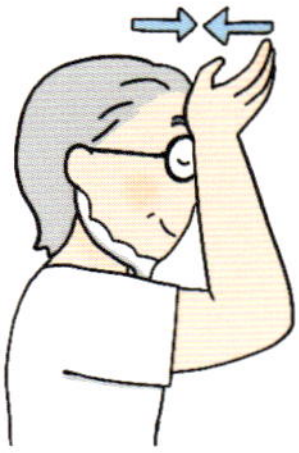

4

おでこに両手を当て、同じように押し合い、ゆるめます。

だから効く!

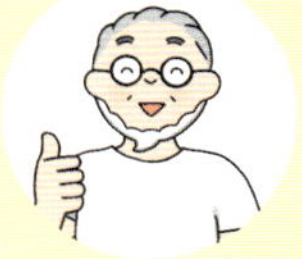

むやみに首を動かすと、首に集中している大切な神経や血管を傷つけてしまう恐れも。押し合うという安全な動作で筋力をアップし、血流も改善! ぼくは週に2回、この体操をゆっくり、丁寧に行っています。

6 **頭痛**には

頭痛の約８割を占める**「緊張性頭痛」**は、スマホを見るときに首を前に突き出す「スマホ首」が原因となることが少なくありません。首を斜め後ろに倒して**「胸《きょう》鎖《さ》乳《にゅう》突《とつ》筋《きん》」をじんわり伸ばしゆるめる**と、頭がスッキリします。

疲労物質を流し、脳に栄養を届ける！

血流解放ストレッチ

左右1回ずつ

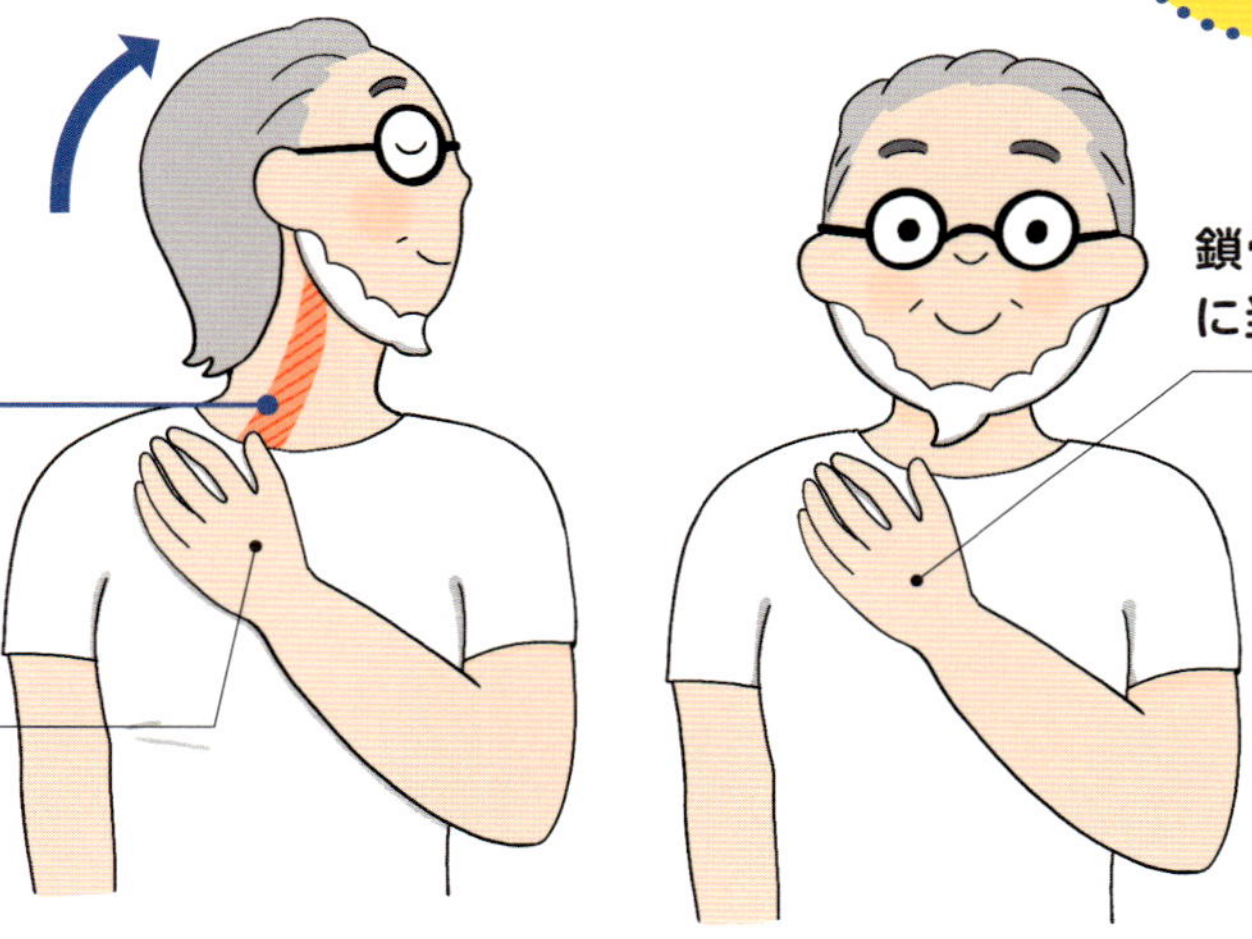

胸鎖乳突筋
鎖骨が上がらないようしっかり押さえる
鎖骨あたりに当てる

1

左手を右の鎖骨のあたりに当てます。

2

首を左に倒してから、そのまま後ろに倒します。10秒間、しっかり首を伸ばしましょう。反対側も同じように行います。

だから効く！

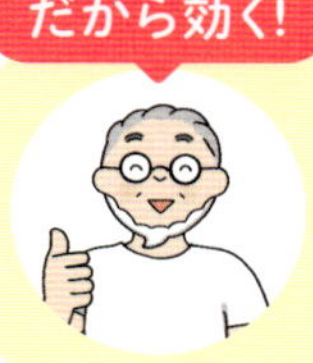

首と胸をつなぐ胸鎖乳突筋を伸ばしてゆるめることで、首から頭にかけての血流が改善！　首にたまった疲労物質が流されて、頭部への酸素や栄養も届きやすくなり、緊張性頭痛を改善します。

7 手指の痛みには

筋肉と骨を結ぶ腱と、そのまわりを包む腱鞘《けんしょう》がこすれ合うことで起きる炎症が**「腱鞘炎」**。頻繁に動かす手指は、**腱鞘炎がとくに起こりやすい場所**です。適度に指先をストレッチし、腱の動きをなめらかにしましょう。

指を反らして腱や筋肉をやわらかく!

指反らしストレッチ

左右の指すべて1回ずつ

反らしすぎに注意しながら
気持ちよく感じる範囲で曲げる

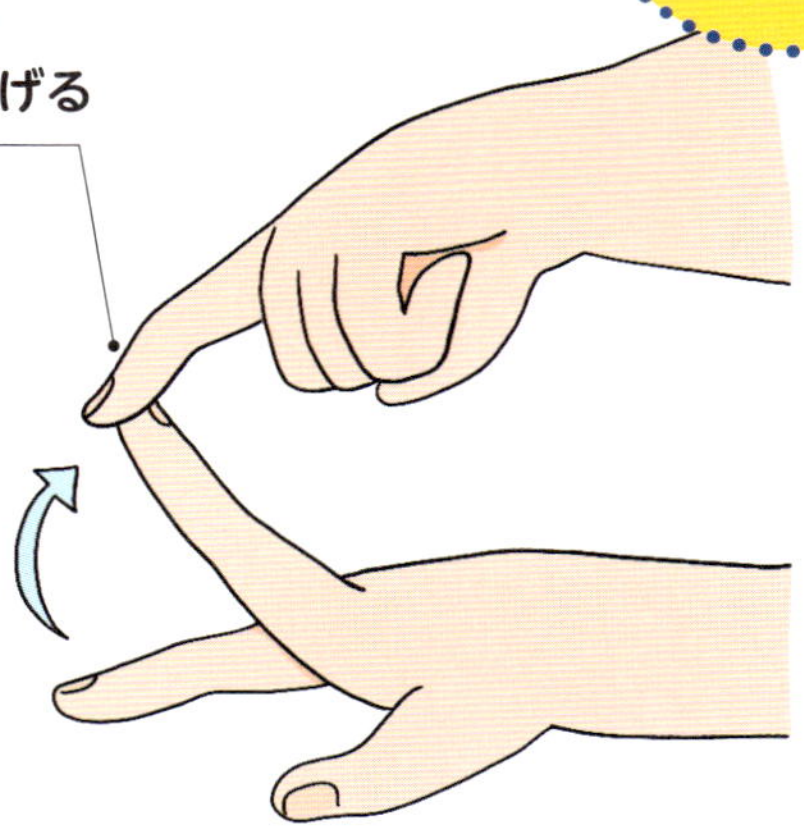

テーブルに手を置き、指を１本ずつ、10秒間反らします。指の筋肉を伸ばすことで柔軟性が高まり、腱と腱鞘がこすれ合うときの負担が軽減されます。

手首の痛みには

腕のひじを伸ばして体の前に出し、反対の手で手のひらを10秒間引きます。

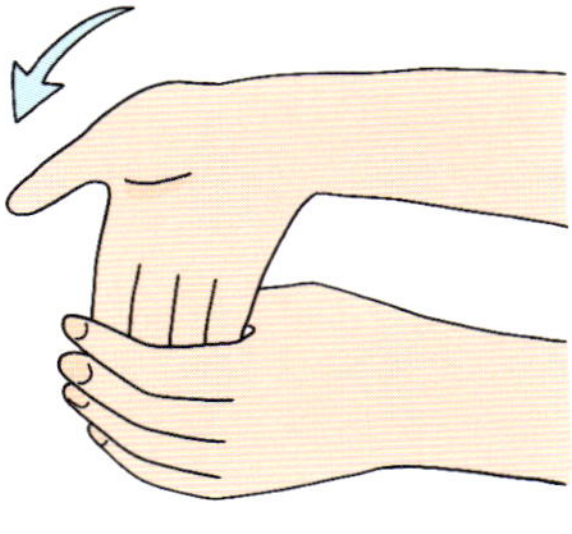

だから効く!

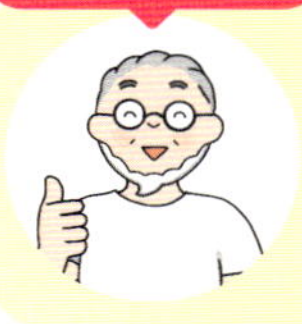

日常生活ではあまりやらない「反らす」動きをすることで、固まった指の筋肉をほぐし、血流を上げ、炎症が抑えられます。ぼくもときどき、指がこわばることがあり、テレビを見ながらこの体操をします。

8 腰の痛みには

お腹やお尻の筋力低下でよく起こるのが、**「反り腰」**。骨盤が正しい位置を保てずに前傾し、体がバランスをとろうとして、腰が反った状態になります。腰痛の原因になるため、**お腹の筋力アップで改善**しましょう。

お腹の筋力アップで骨盤を正しい位置に

レッグツイスト

左右 5往復

反り腰

骨盤が前に倒れてしまい、腰が過剰に反った状態。

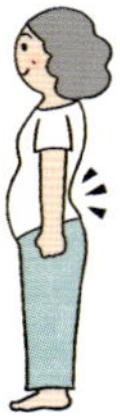

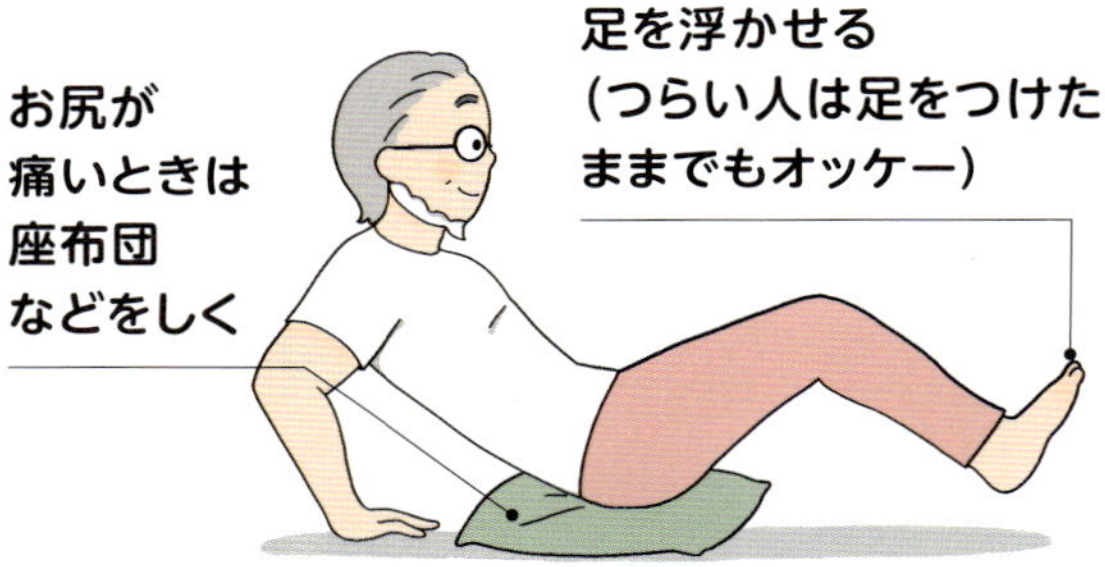

お尻が
痛いときは
座布団
などをしく
足を浮かせる
（つらい人は足をつけた
ままでもオッケー）

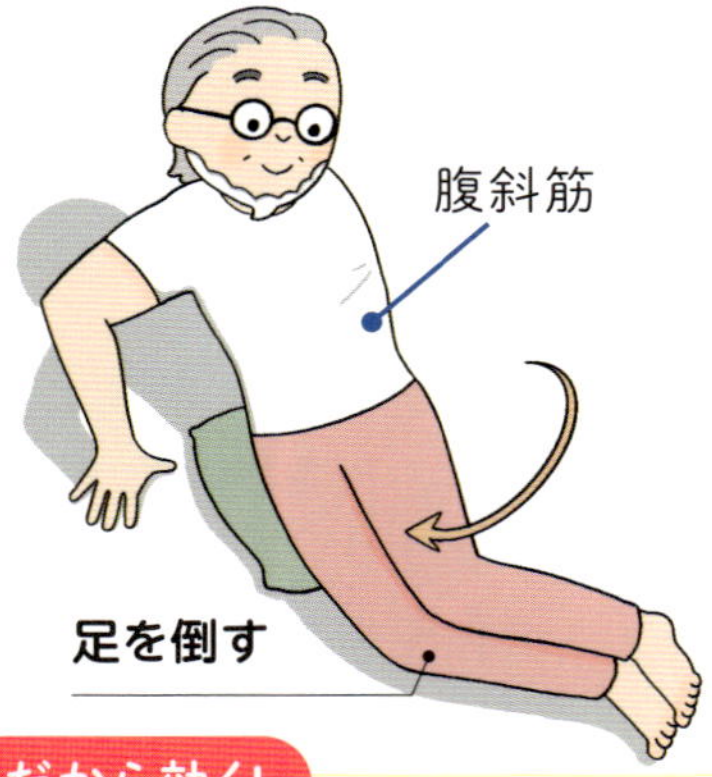

腹斜筋
足を倒す

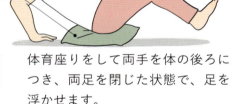

1 体育座りをして両手を体の後ろにつき、両足を閉じた状態で、足を浮かせます。

2 お腹をひねり、浮かせた足全体を右にゆっくり倒します。床にぎりぎりつかない状態で1〜2秒間キープ。左も同様に行います。

だから効く!

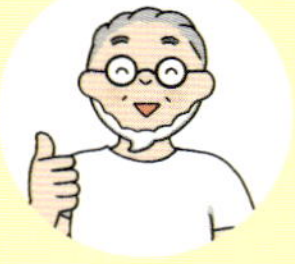

お腹をしっかりひねることで、骨盤を正しい位置にキープするために必要な腹斜筋を鍛えます。足を浮かせるのがつらい人は、床に足をついて行い、腹斜筋をしっかり伸ばすところからはじめましょう。

しゃがむ姿勢で腰まわりの筋肉を伸ばす！

ヤンキー座りストレッチ

10秒間

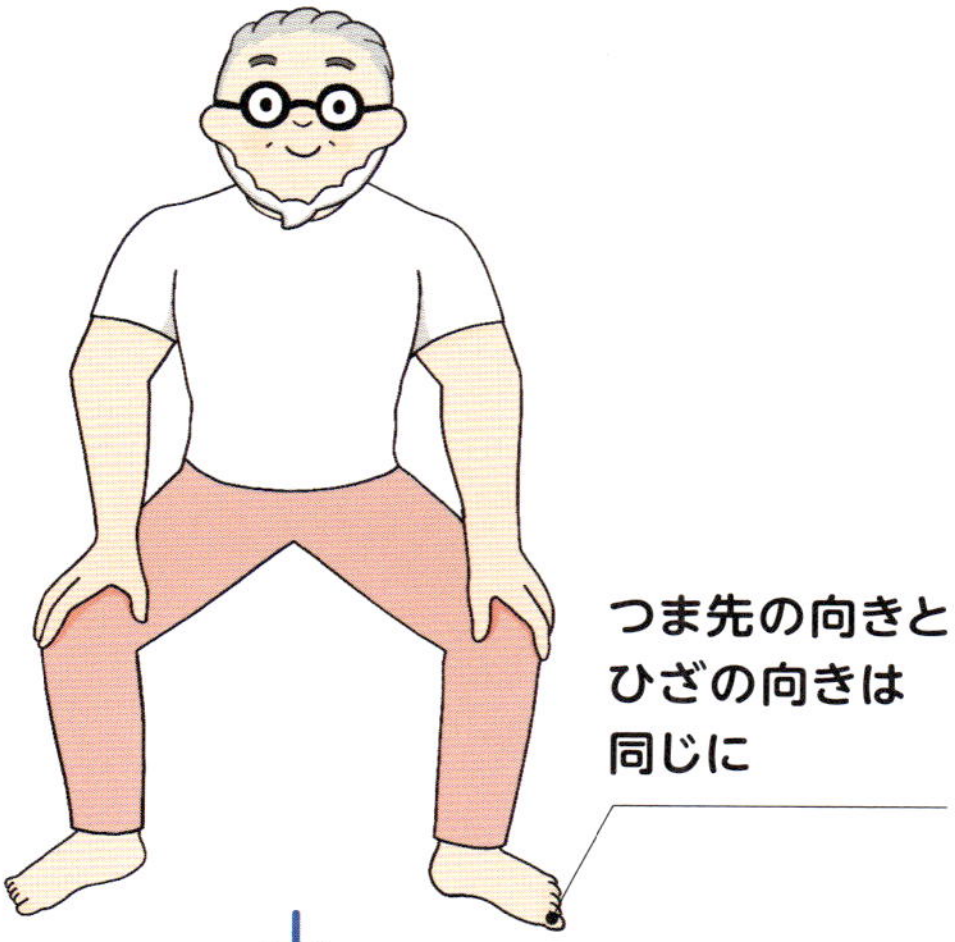
つま先の向きと
ひざの向きは
同じに

1

両足を肩幅より広く開き、ひざの上に手を置き、相撲のそんきょをイメージしてゆっくりとしゃがみます。

背筋を
伸ばす
足裏を床に
べったりつける

2

両ひじを、ひざの内側に下ろし、さらに腰を沈み込ませ、10秒間キープします。後ろに転んでしまいそうな人は、壁にもたれかかるなどして体を支えましょう。

だから効く！

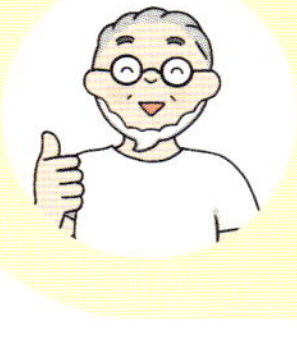

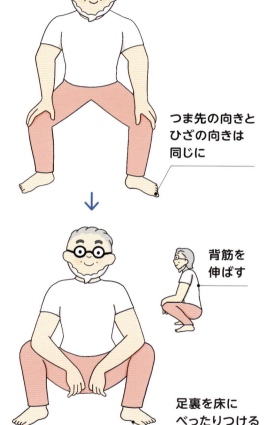

ぼくは7年前まで、脊柱管狭窄症《せきちゅうかんきょうさくしょう》で腰痛に悩んでいましたが、この体操で脊柱管の圧が軽減し、ここ5年は腰痛が完全に解消。今では、75kgのバーベルをかついでのスクワットも安心してできています。

9 猫背が気になったら

猫背を軽く考えてはいけません。さらに進んで、腰やひざが曲がった**「老人性円背《えんばい》」**になると、転倒しやすくなり、肺が圧迫されて呼吸しづらくなることもあります。重症化する前に**広背筋を伸ばし、骨盤を整え、姿勢を改善**！

広背筋を伸ばして丸まり防止

壁背伸び

1〜2を3セット

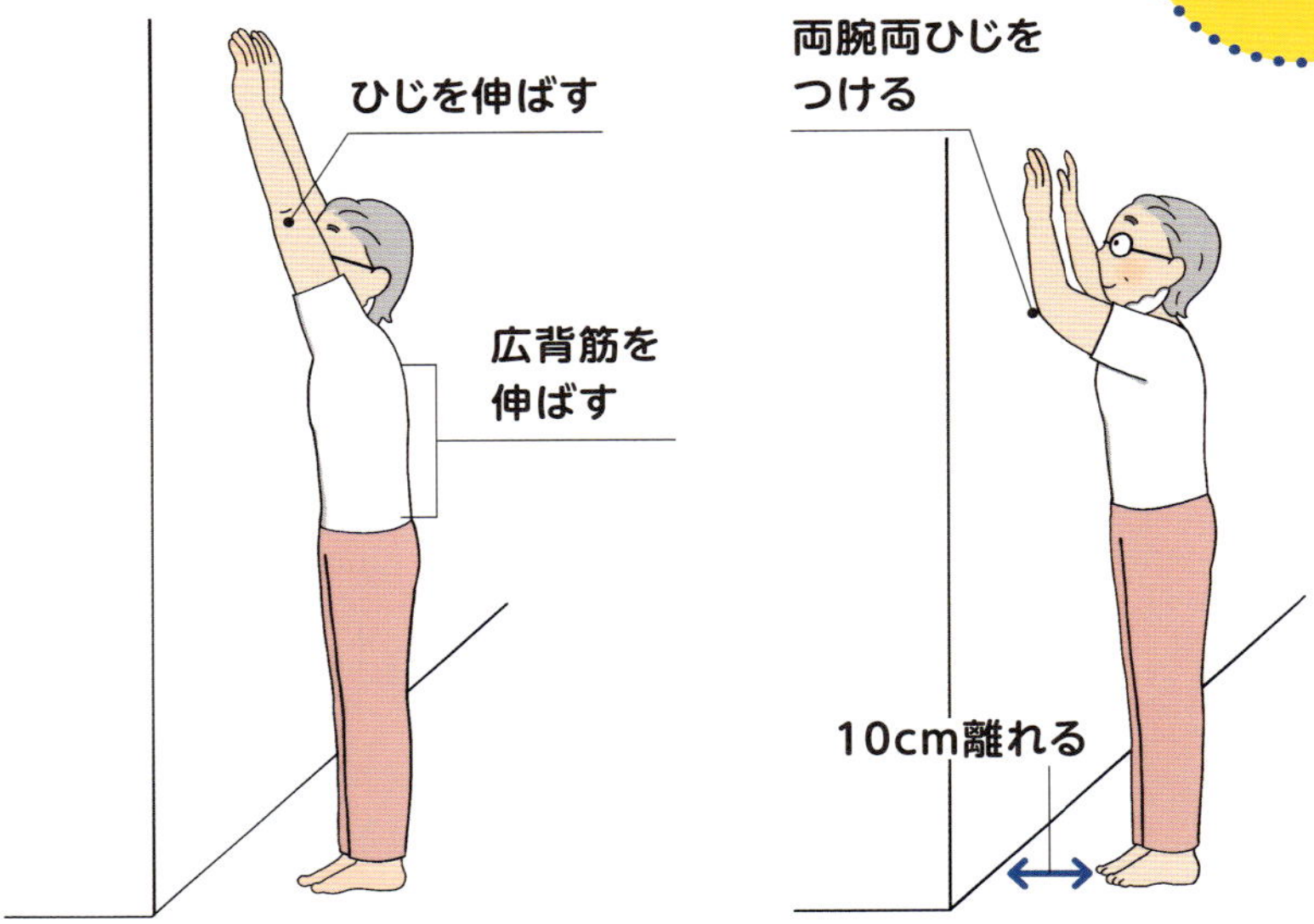

ひじを伸ばす
広背筋を
伸ばす
両腕両ひじを
つける
10cm離れる

1 壁に向かって立ちます。

2 壁を伝いながらゆっくり腕を上げ、10秒間、広背筋を伸ばします。

だから効く！

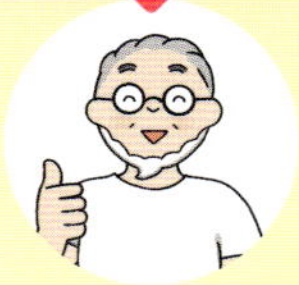

広背筋が硬くなると、背中が丸まり猫背になります。広背筋のストレッチは、猫背を改善するだけでなく、脳への血流を増やします。十分な酸素と栄養分を脳へ届けて、集中力もアップします！

猫背を骨盤から治す

骨盤前後体操

1〜2を5〜10セット

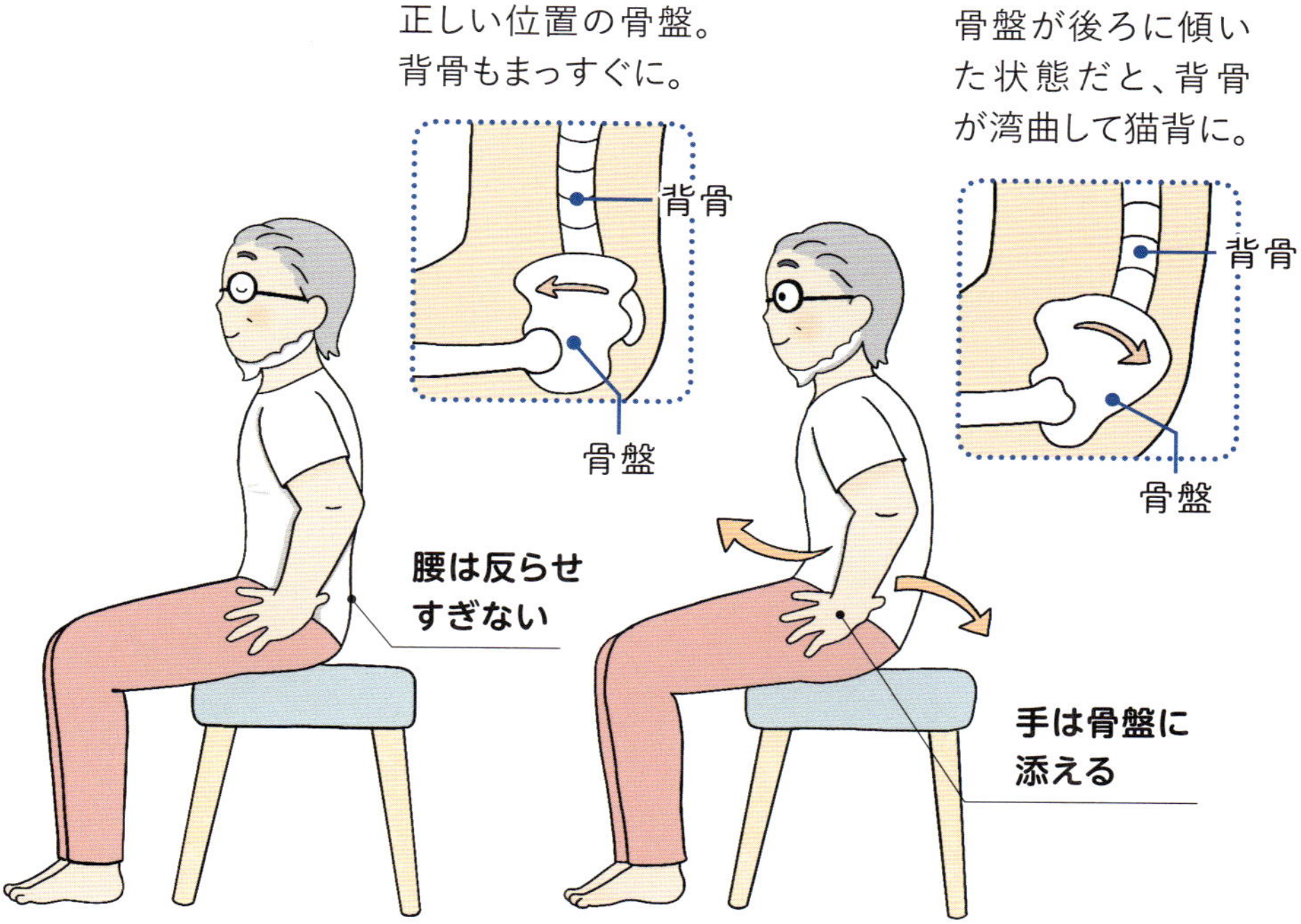
正しい位置の骨盤。
背骨もまっすぐに。
背骨
骨盤
骨盤が後ろに傾いた状態だと、背骨が湾曲して猫背に。
背骨
骨盤
腰は反らせすぎない
手は骨盤に添える

1 足を軽く開いて座り、深く息を吸います。ゆっくり息を吐きながら5秒間、お腹をへこませたり伸ばしたりして、骨盤を転がすように、後ろへ前へ動かします。

2 3秒間、息を吸いながら上体を起こして、骨盤をまっすぐの位置まで戻します。

だから効く!

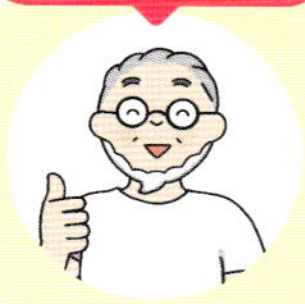

骨盤まわりの硬くなった筋肉がゆるみ、後傾気味の骨盤が元の位置に戻ります。姿勢がピシッとして眠気が消え、集中力がアップするため、ぼくは会議中に、まわりの人に気づかれないように行っています。

10 つまずきやすくなったら

運動不足や加齢などで足首が硬くなると、転倒リスクが上がってしまいます。とくに、**ほんの小さな段差でつまずきがち**になったら、筋肉が固まっているサイン。**足首を回して筋肉をほぐし**、つまずきや転倒を防ぎましょう。

グルグル回して転倒知らずの足首に！

足首ほぐし

左右の足を10回ずつ

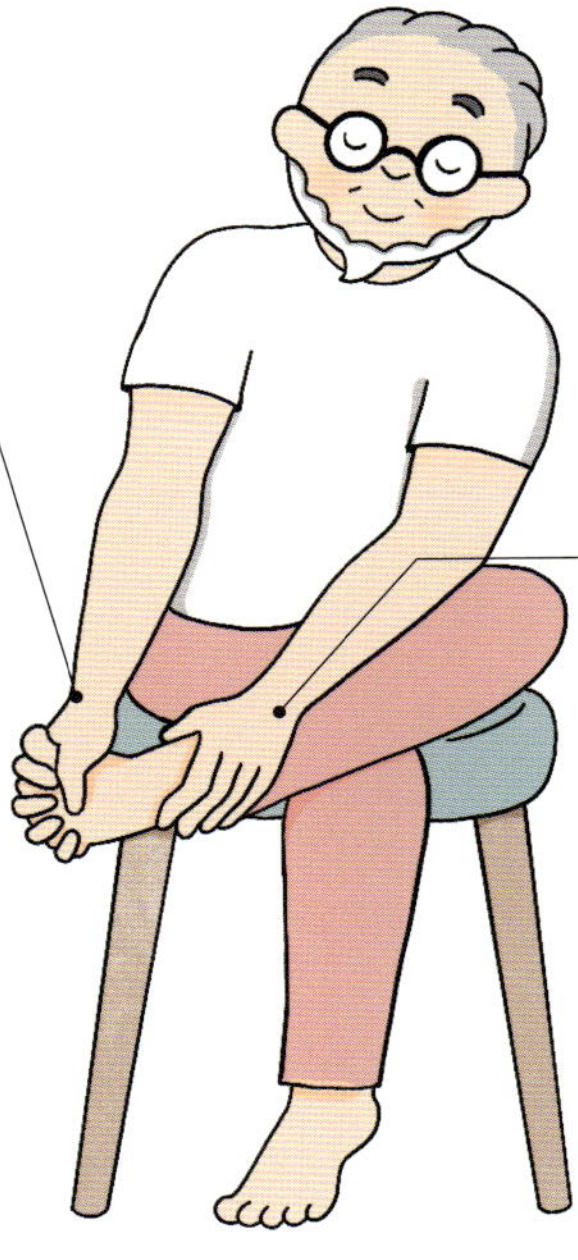

右手の指と
左足の指を組む
左手は
左足首を持つ

いすに座った状態で、左足を右ひざにのせ、時計回り、反時計回りそれぞれ10回ずつ、円を描くように足首を回します。反対の足も同様に行います。

だから効く！

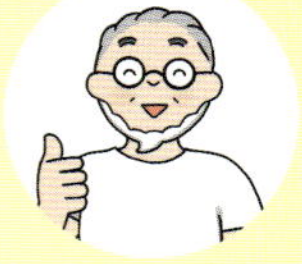

硬くなりがちな足首を回し、柔軟性を取り戻しましょう。即効性が高く、外出前に行えば、転倒リスクを下げてくれます。足首まわりの筋肉がほぐれると、血流が上がるため、冷えやむくみ対策にも効果あり！

11 高血圧には

自覚症状がなく、じわじわと血管を傷つけて脳卒中や認知症のリスクを高めるため、**「静かな殺し屋」**（サイレントキラー）の異名を持つ高血圧。**毛細血管を伸ばしたり縮めたりする血管ストレッチ**で対策しましょう！

グーパーで血管を若返らせる！

グーパーストレッチ

1〜2を10セット

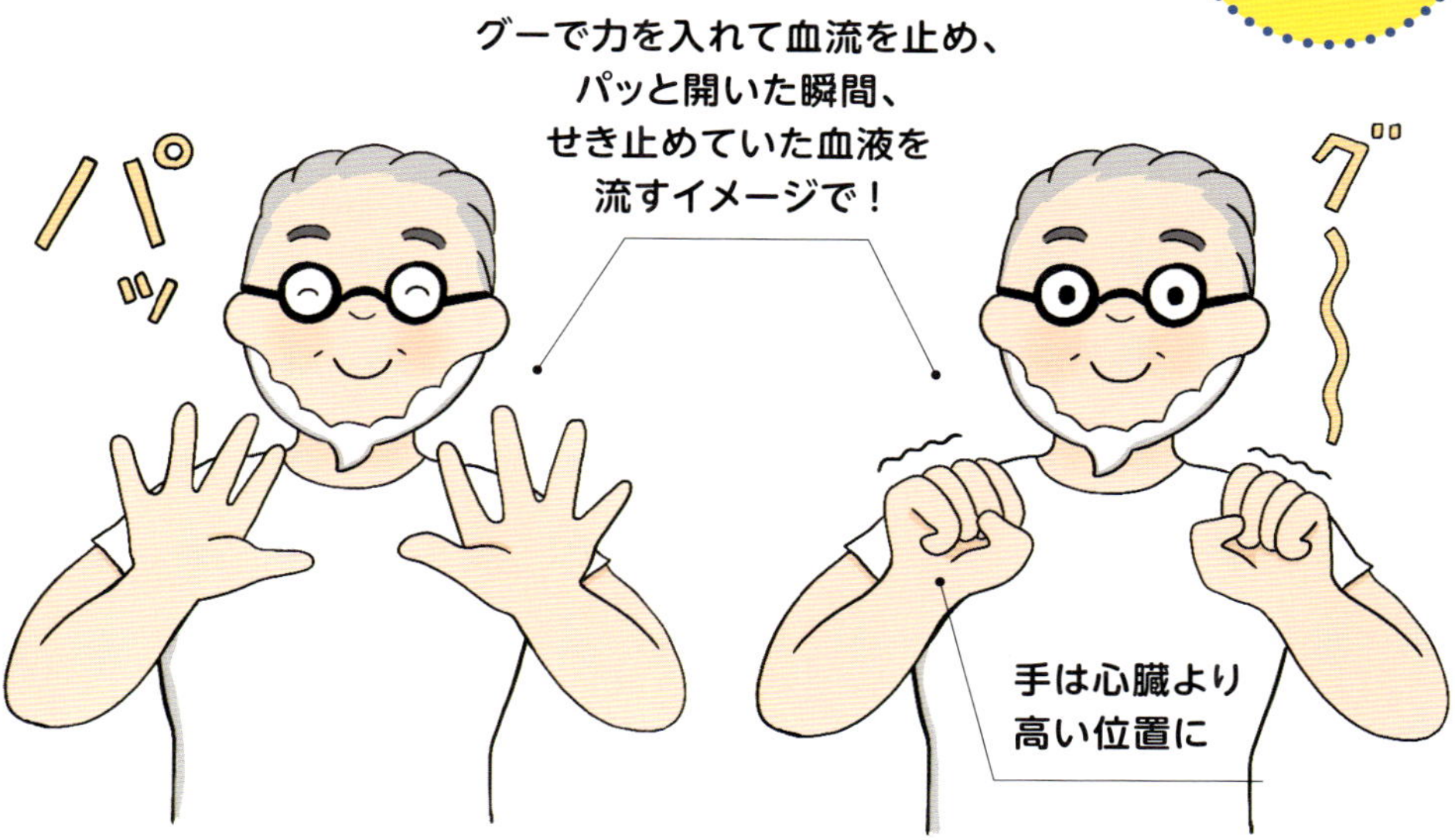
グーで力を入れて血流を止め、
パッと開いた瞬間、
せき止めていた血液を
流すイメージで！
パッ
グ〜
手は心臓より
高い位置に

1 手に力を入れてグーッと2秒間握ります。

2 握った手をパッと開きます。

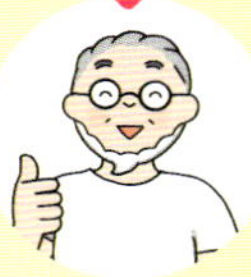

だから効く！

せき止めた血液が一気に流れ出すと、血管が伸び縮みして、本来の血管の柔軟性がよみがえります。ゴースト化（16ページ）した毛細血管も血流アップで改善！ ぼくは毎日、お風呂でこの体操をしています。

12 寝つきが悪いときには

私たちの体は、入眠の際に体内の温度（深部体温）が下がることで、スムーズに眠りに入ることができます。寝つきの悪さは、**この体温下降がうまくいかないこと**も原因。足首を動かし、**血流を促して深部体温を下げましょう**。

足首を動かし体内の熱を放散！

ぐっすり足首ストレッチ

寝る前に
1〜2を
5セット

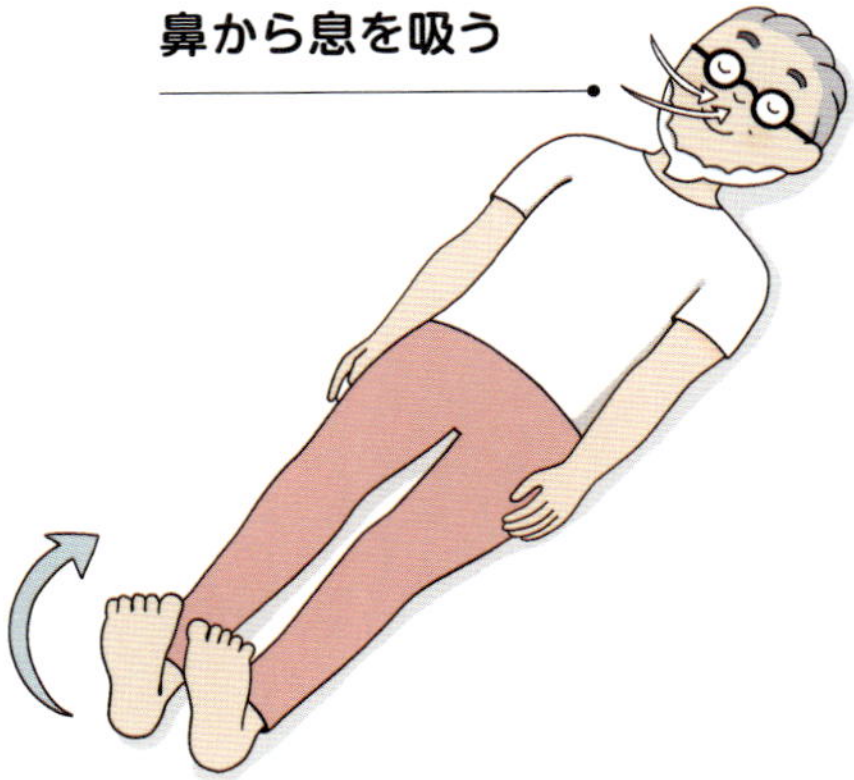

1 肩の力を抜き、背筋を伸ばして、布団の上で仰向けに寝ます。鼻から息を吸いながら、3秒間ほどかけて足首を手前に起こします。

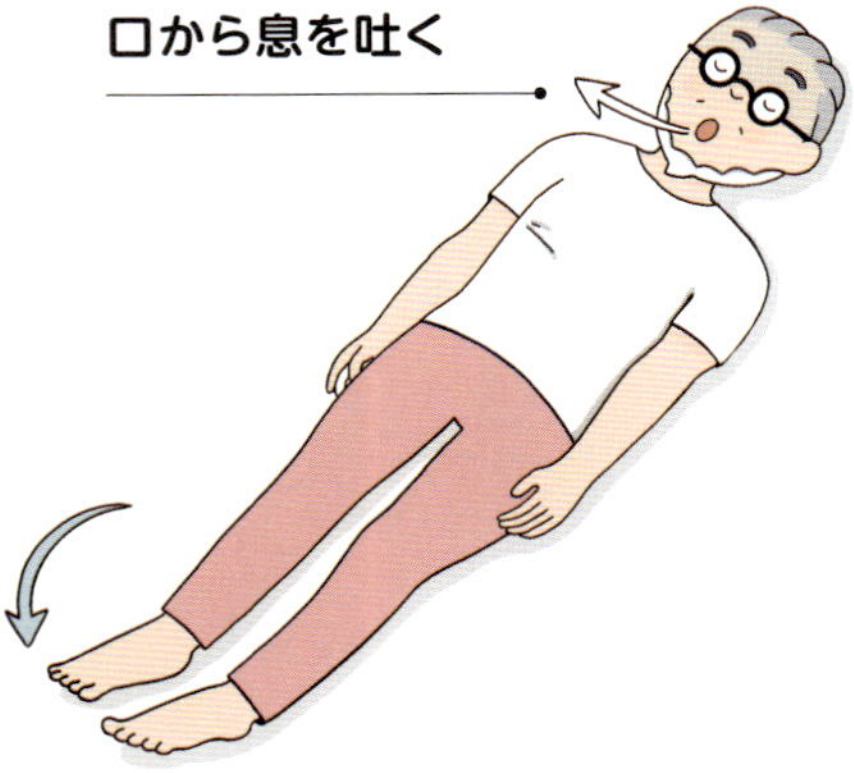

2 口から息を吐きながら、3〜5秒間ほどかけて足首を元の位置に戻します。

だから効く！

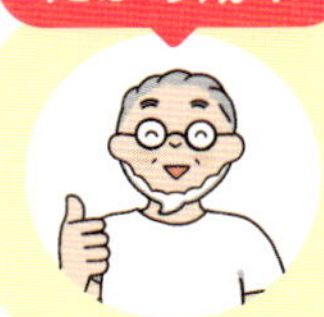

足首を動かすと、末梢の血管が広がり、体内にたまった熱を放散してくれます。前のページで紹介したグーパーストレッチも効果的。深い呼吸は副交感神経を優位にして、リラックス状態へと導いてくれます。

13 冷え・むくみには

血管が老化して血流が滞ると、足の冷えやむくみにつながります。さらに進んで、**毛細血管がゴースト化**（16ページ）してしまうと、慢性疲労や不眠などの原因に。**ふくらはぎをしっかり刺激して、血流を改善**しましょう。

ふくらはぎへの刺激でポンプ機能が回復!

かかと上げ下げ体操

1～2を10セット

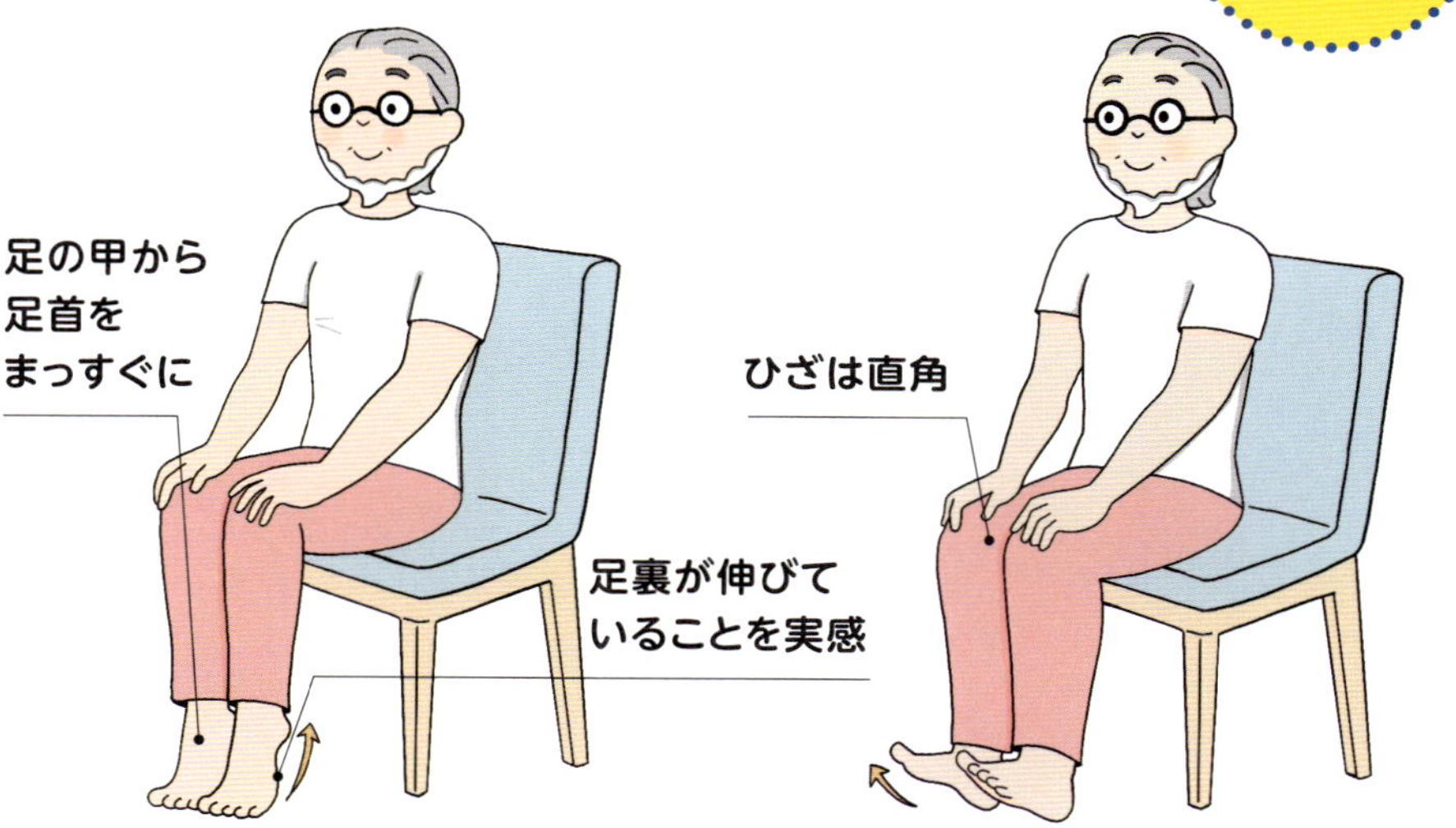
足の甲から
足首を
まっすぐに
足裏が伸びて
いることを実感
ひざは直角

1 いすに浅く腰掛けて、つま先をゆっくり上げます。

2 つま先で床を踏み込むように、両足のかかとをゆっくり上げます。

だから効く!

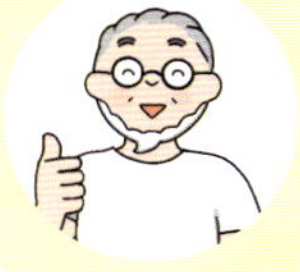

ふくらはぎの筋肉に刺激が加わることで、足先から心臓に血液を戻すポンプ機能を改善。血流アップでむくみも消え、足先もポカポカ。入眠の体操としてもいいし、ながら族の鎌田は、会議中によくやります。

14 便秘には

加齢や運動不足で腹筋が弱くなると、腹圧をかけて便を押し出す排便力が弱くなります。**スッキリ便が出ない原因は、腹筋力の低下**かもしれません。**マッサージと大腸のぜん動運動を促す体操**で、毎日快便生活を!

腸をもみほぐして便を動かす

大腸マッサージ　3分間

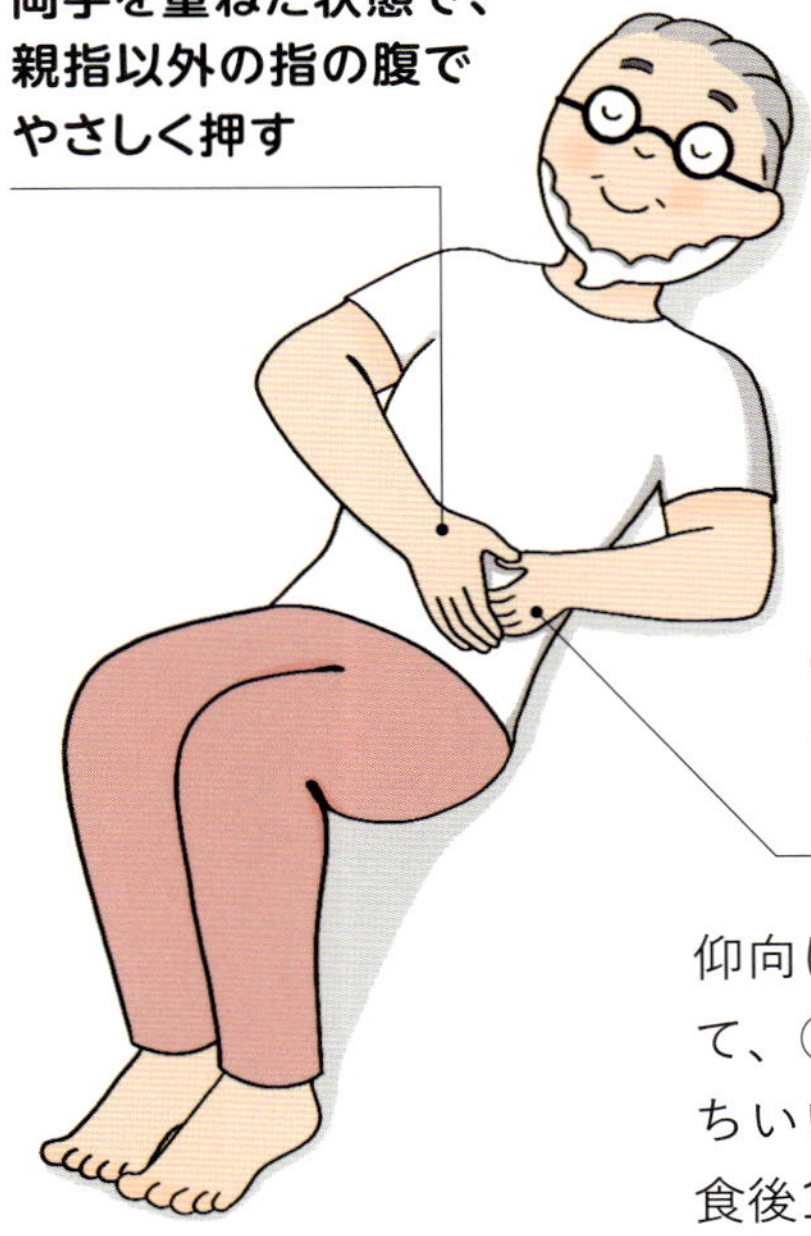

両手を重ねた状態で、
親指以外の指の腹で
やさしく押す
①〜⑤の順番で押しましょう。
とくに、便がとどまりやすい④の
「S字結腸」部分は、丁寧に押してください。

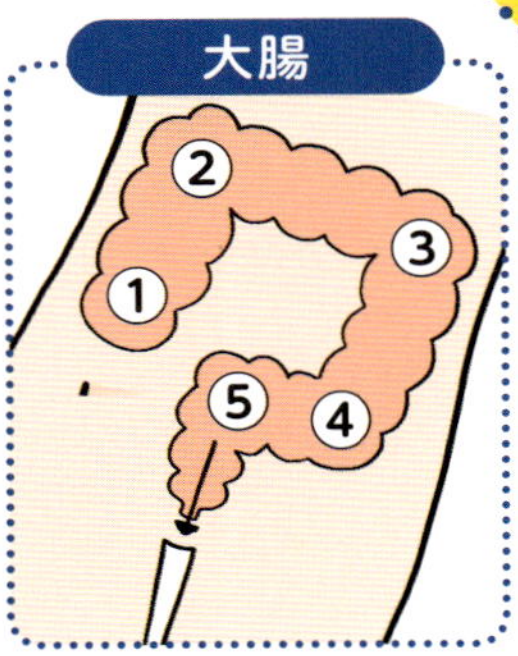

大腸
①
②
③
④
⑤

仰向けに寝るなど、楽な姿勢でお腹に手を当て、①〜⑤の順に、大腸の形に沿って、気持ちいいと思う力で押していきます。ただし、食後1時間は避けましょう。

だから効く!

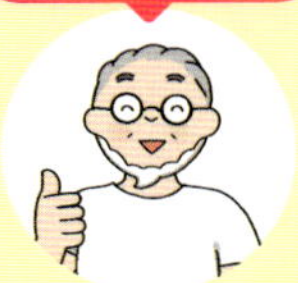

腸は、夜、寝ているときに活発になります。そのため、マッサージは夕方以降にやるのがおすすめ。温めながら行うと、腸がさらに活発になるので、ぼくはよくお風呂でマッサージをしています。

大腸をダイレクトに刺激し、腹筋も鍛える

赤ちゃんポーズ

30秒間

1

仰向けの状態になり、
お腹の上でひざを抱え、
顔をひざに近づけます。
これを30秒間続けます。

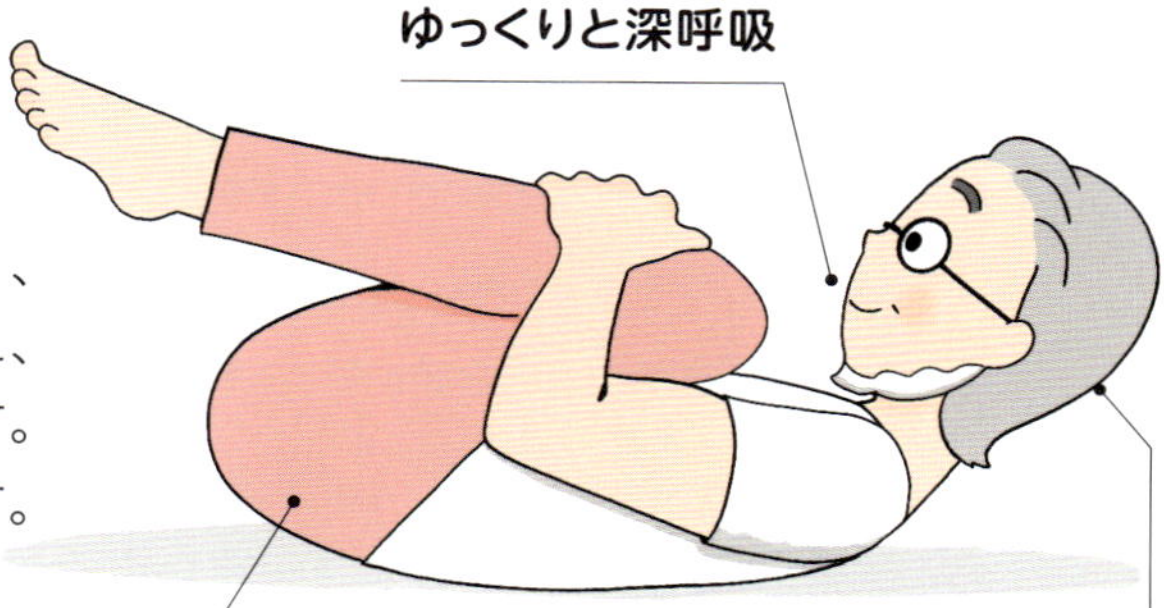
ゆっくりと深呼吸
ぎゅっと丸まる
顔を上げるのがむずかしかったら、
頭を床につけたままでもオッケー

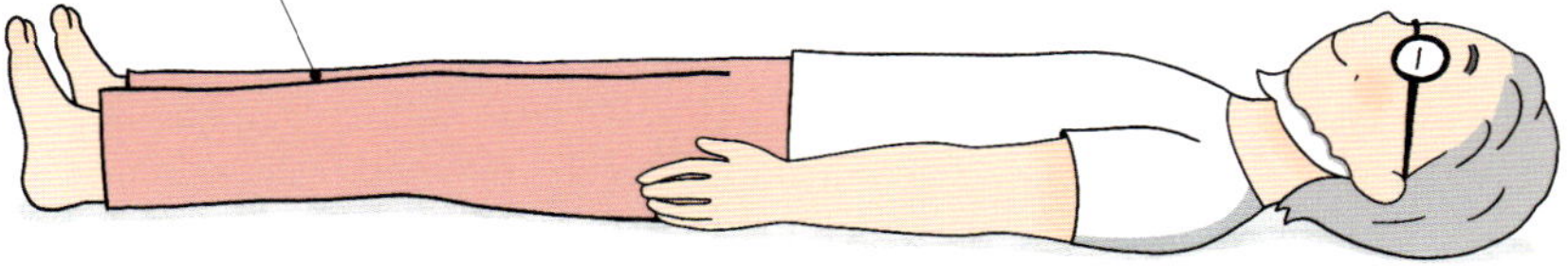
足を伸ばして
リラックス

2

体の力をスッと抜くように、腕と足を伸ばします。布団の上で行い、そのまま寝てしまってもいいですね。

だから効く!

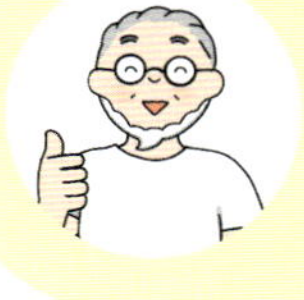

赤ちゃんポーズで内臓を圧迫し、大腸にほどよい刺激を与えます。同時に腹筋も鍛えられ、腹圧が高まり便秘も解消。体を丸める&ゆるめる動作で、全身の血流が上がり、筋肉の緊張もほぐれてリラックスできます。

15 頻尿・尿もれ・便秘には

中高年に多いのが、頻尿や尿もれの悩み。重い荷物を持ったり、くしゃみをしたりして**腹圧がかかると起こりやすく**、女性に多いのが特徴です。**ゆるんでしまった骨盤底筋を鍛えることで予防**でき、排便もスムーズになります。

ゆるめて締めて、排尿力・排便力を高める

骨盤底筋引き締め体操

ゆるめる～締めるを5セット

イラストのように足を曲げて壁にもたれます。肛門や尿道を（女性なら膣も）締め、5秒間かけて陰部全体を上方向へ引き上げるように力を入れます。その後、5秒間かけてゆっくり力をゆるめます。

骨盤底筋

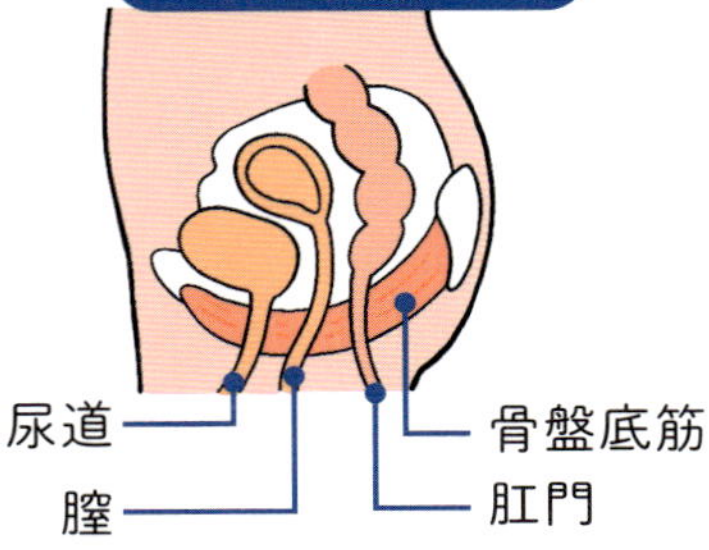
尿道
膣
骨盤底筋
肛門

骨盤底筋は肛門から尿道（女性は膣も）を取り囲んでいる。

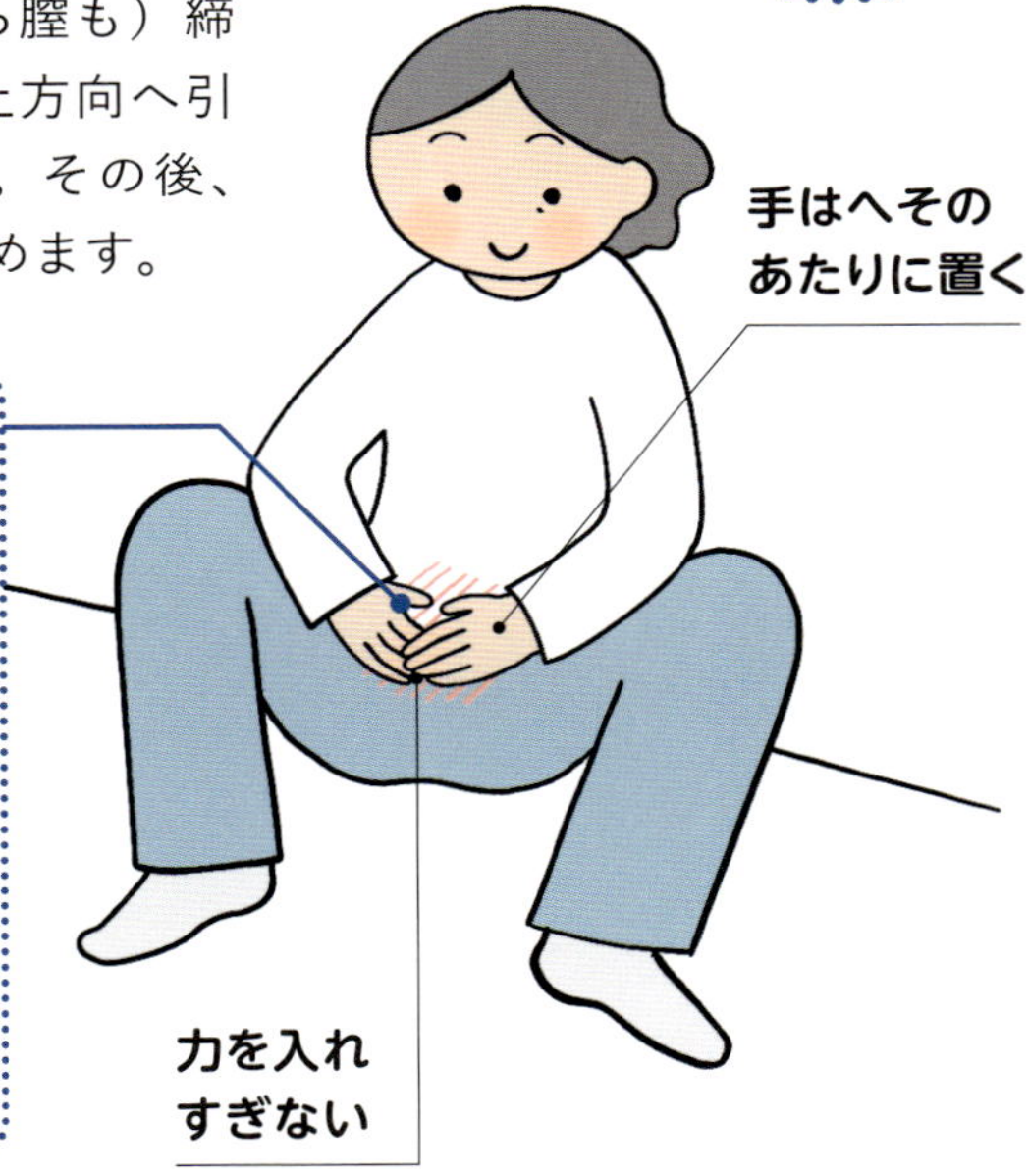
手はへそのあたりに置く
力を入れすぎない

だから効く!

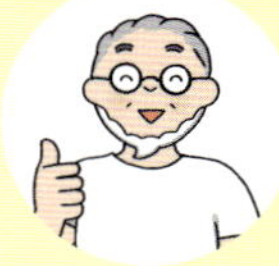

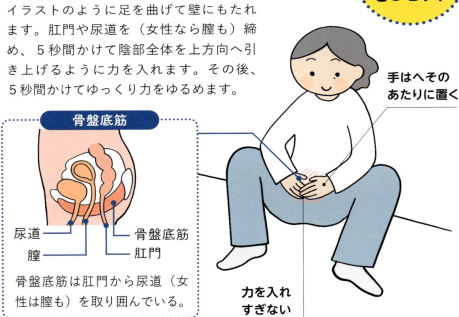

骨盤底筋を鍛えて、排尿力・排便力を高めましょう。しっかりと膀胱からおしっこを出し切れるようになれば、頻尿や尿もれにもいいし、温水洗浄便座症候群（116ページ）の対策としても効果的です。

16 むせ・嚥下《えんげ》障害には

元気で長生きするためには、**「口の虚弱」**にならないことも大切。食べ物が気管に入ってしまう**「誤嚥《ごえん》」は、窒息や肺炎の原因**になります。食道から胃に食べ物を送る**「嚥下」**が正しく行えるよう、のどの筋肉を鍛えましょう。

のどの筋力アップで食事がより楽しく

のど筋アップ体操

3食の前に5回ずつ

のど・食道・気管

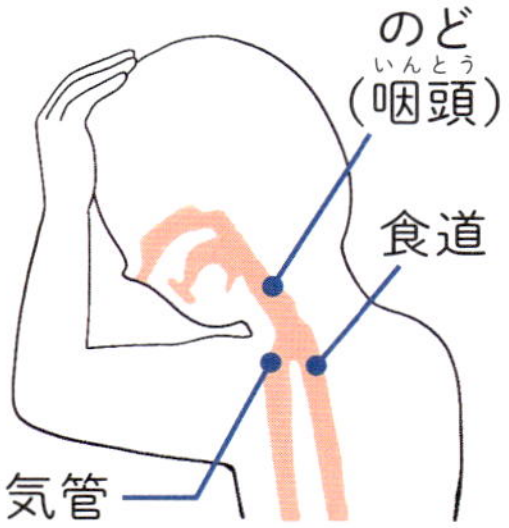
のど
(咽頭《いんとう》)
食道
気管

のどのまわりの筋肉を鍛えることで、食べ物が気管に入ることなくスムーズに飲み込めるようになる。

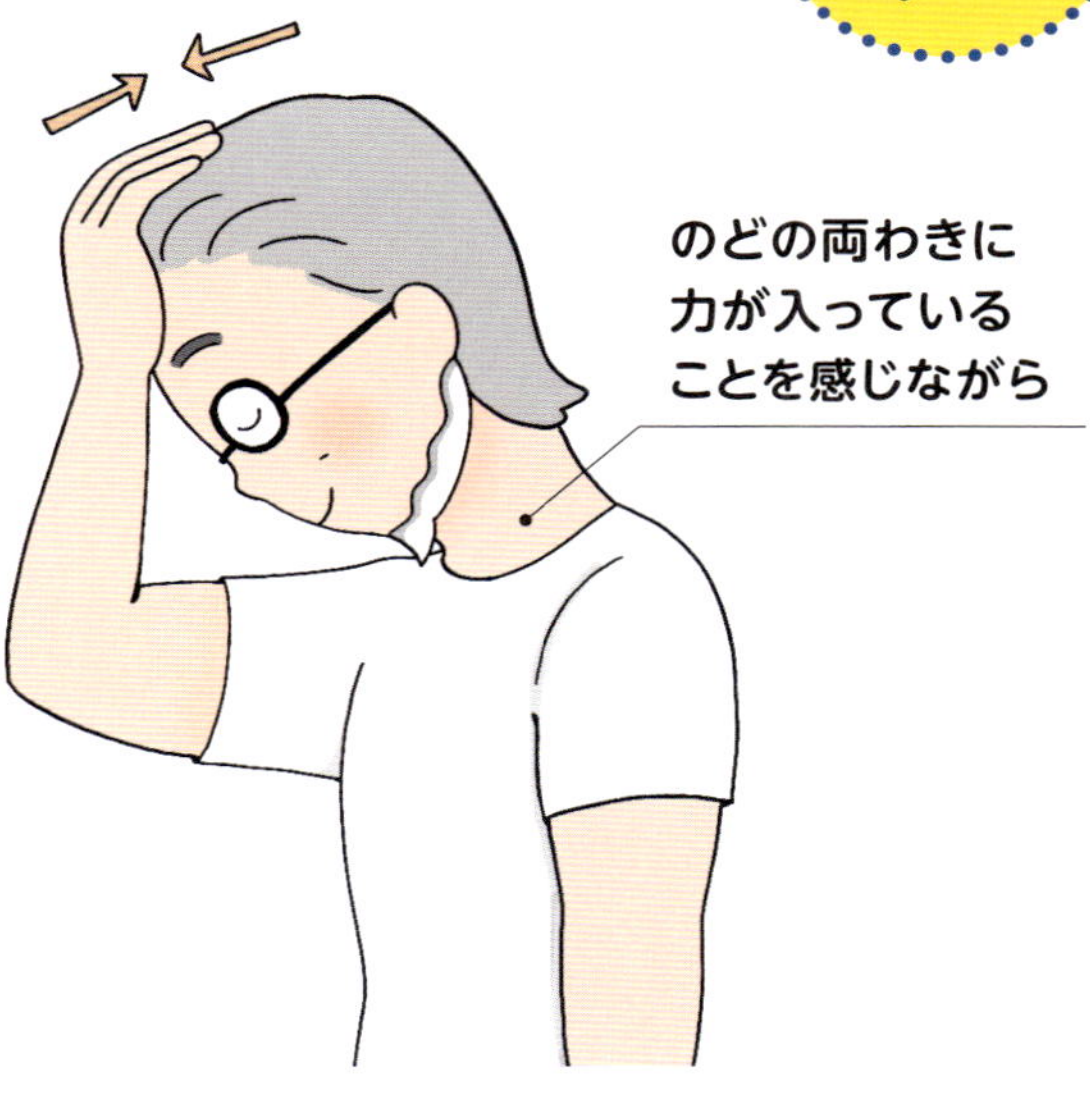
のどの両わきに
力が入っている
ことを感じながら

おでこに片手を当てます。おでこと手のひらに力を入れて、5秒間押し合います。

だから効く!

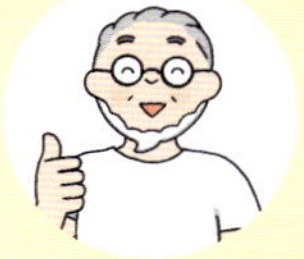

嚥下にかかわるのどの筋肉を鍛えることで、ものを飲み込むのに必要な、のどを持ち上げる～収縮するという流れがスムーズに。食前に準備体操として習慣づけて、90歳でも健康なのどを維持しましょう!

17 難聴には

最近、テレビの音が聞こえにくい……。それは、加齢による**「感音難聴」**の可能性が。感音難聴とは内耳の血流悪化で、渦巻状の蝸牛《かぎゅう》が障害を受け、聞こえが悪くなる症状です。**耳たぶさすりで耳の血流を改善**しましょう！

耳の血流を改善し、テレビの音も快適に

耳たぶさすり

片耳 20秒間

人差し指と中指で、耳たぶのつけ根あたりを軽くはさみ、20秒間ほど上下にさすります。

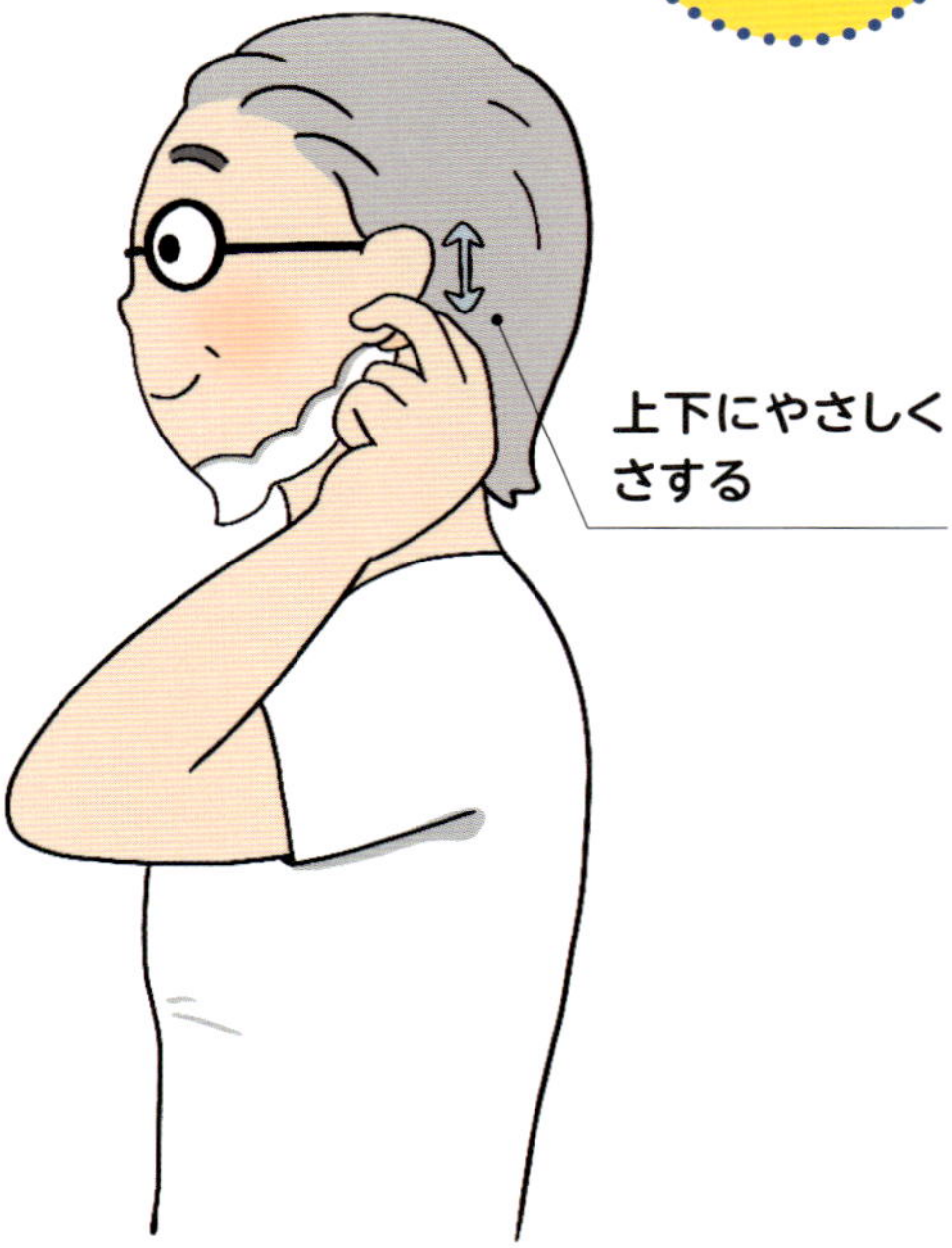
上下にやさしく
さする

耳の構造

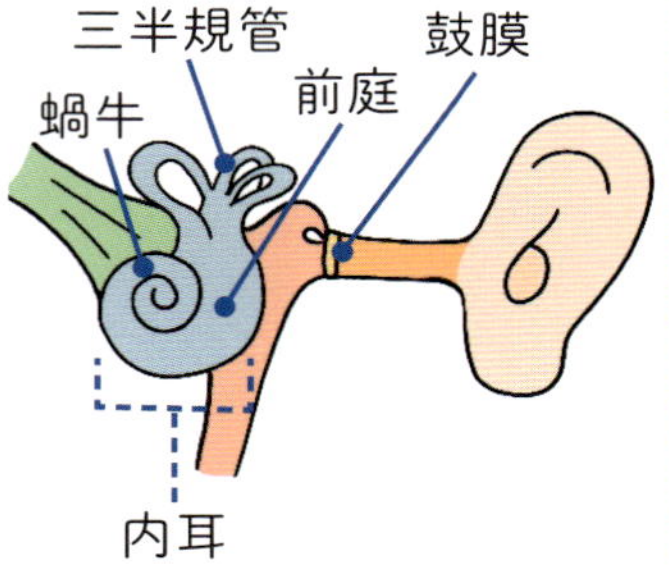
三半規管
鼓膜
前庭
蝸牛
内耳

蝸牛は、鼓膜の奥にある音を伝える器官。

だから効く！

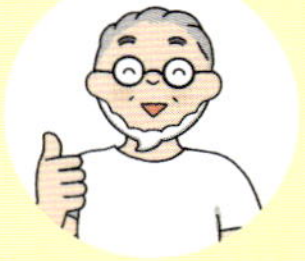

耳たぶをさすり、耳まわりの血流をよくすることで、内耳へ酸素や栄養が届きやすくなります。気温低下も血流が下がる原因になるため、冬は耳当てなどで耳を暖かくして、血のめぐりをよくしましょう。

18 めまい・ふらつきには

加齢とともに増えるめまいの多くは、三半規管に耳石が入り、リンパ液の流れを乱す**「良性発作性頭位めまい症」**です。めまいは**転倒のリスクを高めるため、その不安から家に閉じこもりがち**に。寝返り体操で解消しましょう。

耳の奥の「耳石」をくずしてめまい解消

寝返り体操

5セット

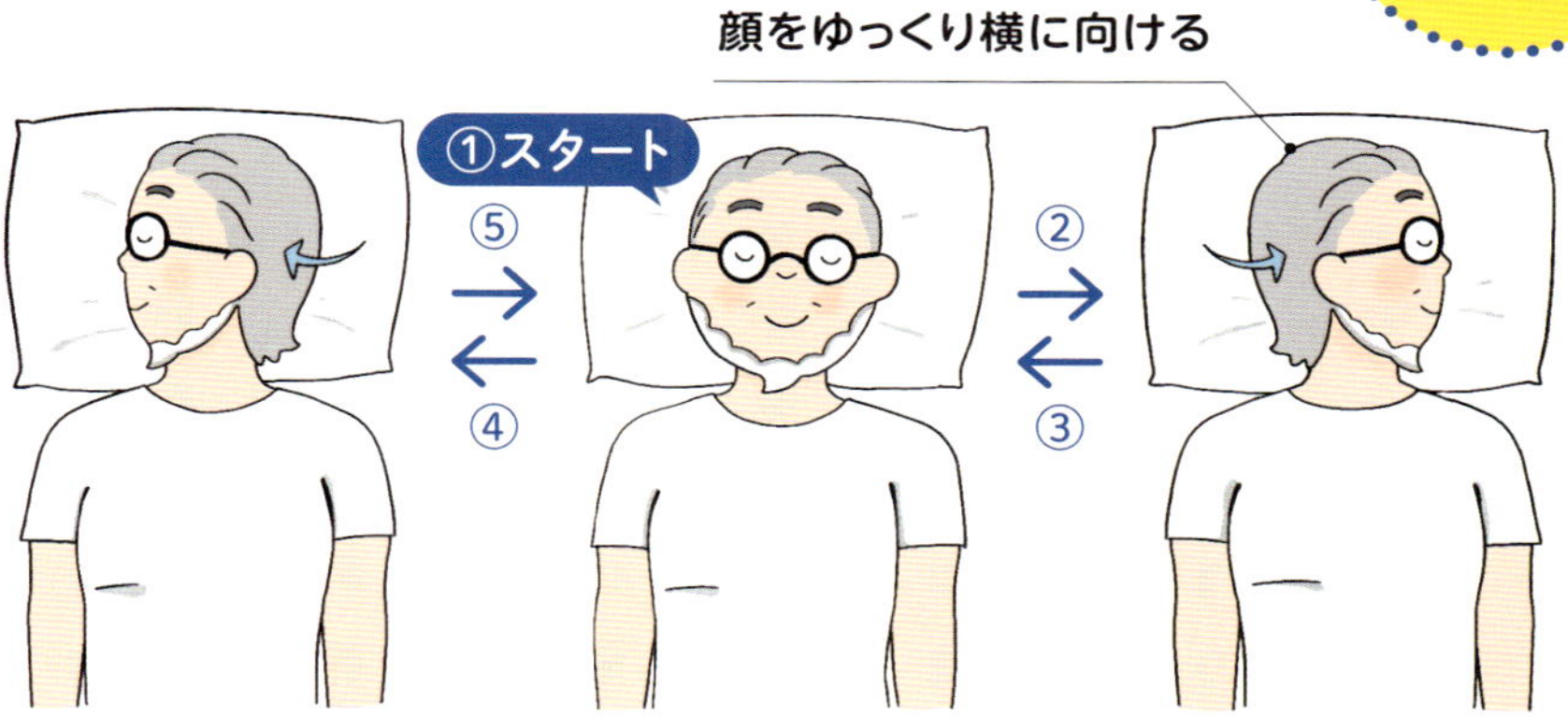

首に痛みがある場合

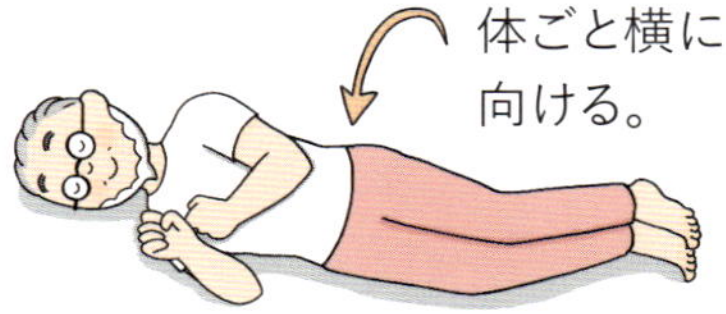

体ごと横に向ける。

枕を置き、仰向けに寝ます。顔をゆっくり左に向けて10秒間キープ。正面に戻し10秒間キープ、右にゆっくり向け10秒間キープ。また正面に戻します。これで1セットです。

だから効く!

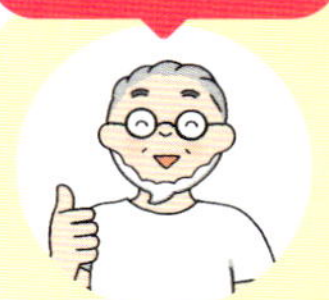

めまいは、内耳の前庭（右のページ）にある耳石がはがれ落ち、三半規管に入ってしまうことで起こります。耳石はとてももろいので、頭を動かすことで細かくなり、三半規管の外に出ると考えられます。

19 目の疲れには

年をとると視界がぼやけるのは、水晶体のピントを調節する**「毛様体筋《もうようたいきん》」が衰えるから**です。スマホなど、近くを見続けていても、毛様体筋が緊張して固まり、同じ症状に。**目をグルグル動かし、毛様体筋をほぐして**あげましょう。

グルグル動かしてピントばっちり

毛様体筋ほぐし

4つの動きで20秒間

横から見た眼球

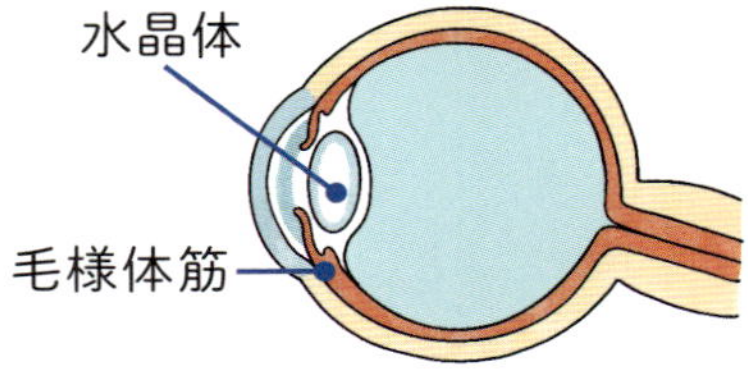
水晶体
毛様体筋

毛様体筋が伸び縮みすることで、水晶体の厚さを変えてピントを合わせている。

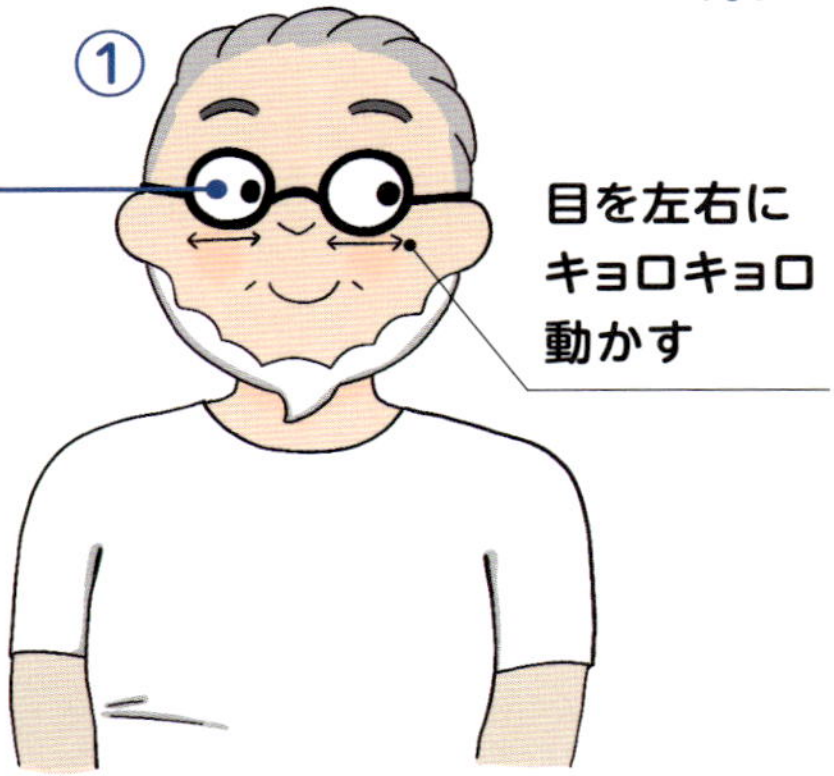
①
目を左右にキョロキョロ動かす

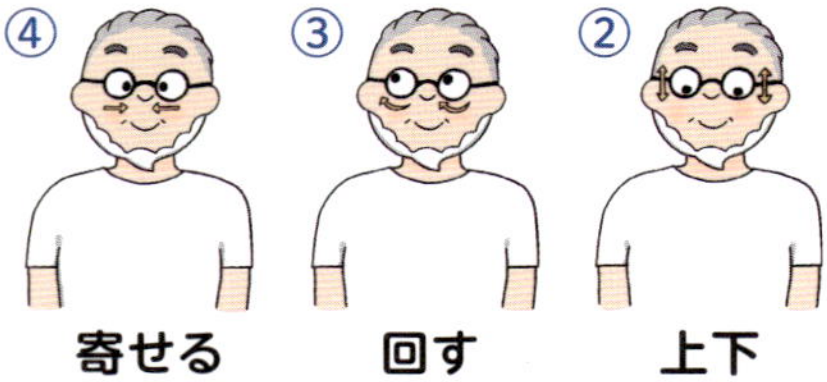
④
③
②
寄せる
回す
上下

眼球を、左右、上下に動かす、回す（時計回り、反時計回りを交互に）、寄せるという4つの動きをします。1つの動きにつき約5秒間行いましょう。

だから効く!

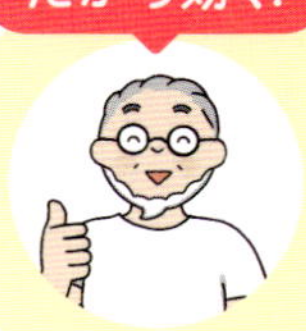

普段、意識的に動かす機会が少ない眼球をあちこちにしっかり動かすことで、毛様体筋のストレッチになり、こり固まった筋肉をやわらかくします。目のピントも合わせやすくなり、視界もくっきりします。

20 顔のしわ・たるみには

顔のしわ・たるみは、主に**口まわりの筋肉が衰えて皮膚を支えられなくなること**が原因。顔全体の血流やリンパの流れも悪くなり、むくみも引き起こします。**口もとの筋肉を鍛えて**、顔をグッと若返らせましょう！

口まわりの筋力アップで一石三鳥

ういうい体操　30回

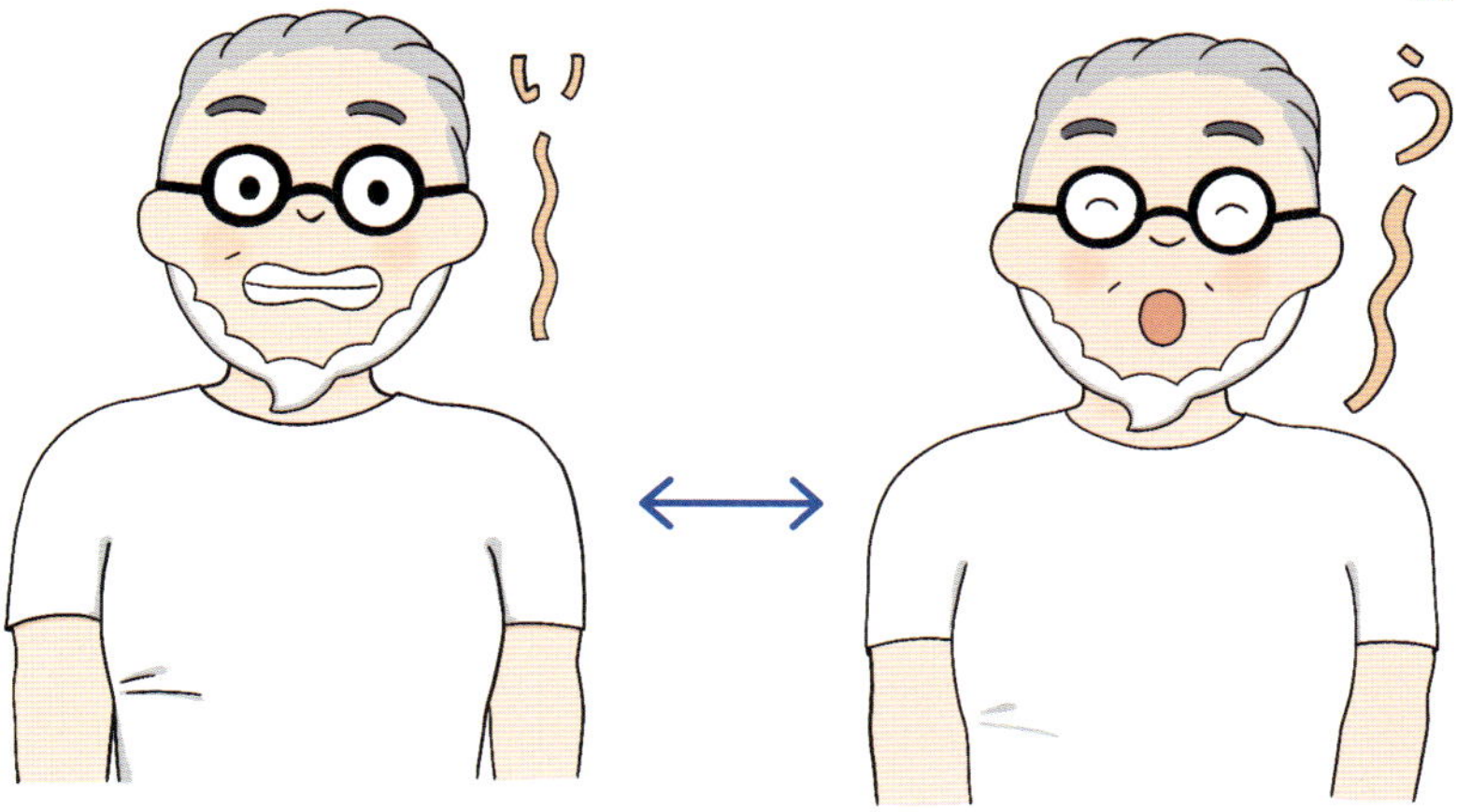

唇をとがらせて「うー」と声を出し、次に口角を上げ「いー」と声を出します。「うー」「いー」を30回ほど繰り返すうちに口もとがじわじわと疲れてくるので、筋トレの効果を実感できます。

だから効く！

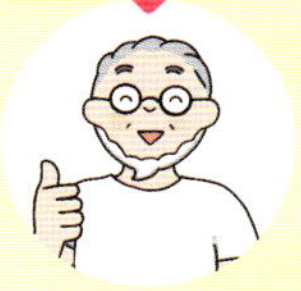

口まわりの筋力アップは、口がぽっかりあいてしまう口呼吸が改善し、口臭予防にもなります。また、顔の筋肉を動かすことで脳の血流もアップし、頭もスッキリ。美容、エチケット、脳活と一石三鳥の体操です。

まずは自分を知ろう！

コラム 2

鎌田式「体」セルフチェック

自分の筋力はどれくらい？

　移動機能が低下した状態をロコモティブ症候群＝ロコモと呼びます。移動機能とは立つ・歩く・走る・座るなど日常生活にかかわる身体能力のこと。ロコモになると生活の質が大きく下がり、要介護になりやすいといわれています。かまた体操をはじめると同時に、ロコモ度テストのひとつ、「2《ツー》ステップテスト」で、体の状態をチェックしましょう。

ロコモ度テストとは？

「ロコモ度テスト」は、①下肢筋力、②歩幅、③身体状態・生活状況を調べる３つのテスト結果から、年齢相応の移動機能が保たれているかを判定するものです。ロコモの進行状況を「ロコモ度１」「ロコモ度２」「ロコモ度３」と判定します。

- **セーフ**　移動機能の低下に問題なし
- **ロコモ度1**　移動機能の低下がはじまっている
- **ロコモ度2**　移動機能の低下が進行している
- **ロコモ度3**　移動機能の低下が進行し、日常生活に支障をきたしている

2《ツー》ステップテスト

きん
筋肉

最大歩幅から、ロコモ度を測るテストです。最大歩幅は、下半身の筋力やバランス能力、柔軟性などを含めた歩行能力を判断するために役立ちます。

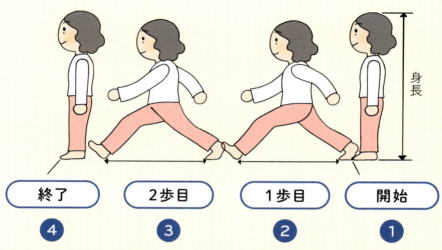

開始

1 開始ラインに両足のつま先を合わせる。

1歩目

2 転倒しないよう、大きく1歩踏み出す。

2歩目

3 連続して2歩目も同様に踏み出す。バランスをくずしたらやり直す。

終了

4 2歩歩いたらつま先をそろえて立つ。2歩分の歩幅(最初に立ったラインから着地点のつま先まで)を測る。

計算方法

上記のテストを2回行い、測った距離の長いほうの数字を使う。
2歩分の歩幅を身長で割った値が、2ステップ値。

2ステップ値＝2歩幅 (cm) ÷ 身長 (cm)

結果

2ステップ値が1.3以上	セーフ
2ステップ値が1.1以上1.3未満	ロコモ度1
2ステップ値が0.9以上1.1未満	ロコモ度2
2ステップ値が0.9未満	ロコモ度3

※ロコモチャレンジ！推進協議会公式WEBサイト　ロコモON LINEより引用

骨、血管、脳、腸のおすすめチェック法！

骨粗しょう症チェック

こつ
骨

身長が2cm以上低くなったら要注意。骨粗しょう症になると、背骨（椎体）の圧迫骨折が起こりやすくなったり、背骨が曲がったりします。

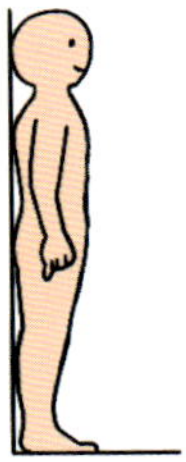

身長は、かかと、お尻、背中、後頭部を壁につけて測る。後頭部が壁につかない場合も、背骨が圧迫骨折している可能性がある。

ゴースト血管チェック

けつ
血管

血流不足によって、毛細血管に血が流れなくなるゴースト血管をチェック。爪をつまんで離したとき、爪の色が白からピンクにすぐに戻れば、毛細血管が元気な証拠です（※病気などが原因で、もともと爪が白い人もいます）。

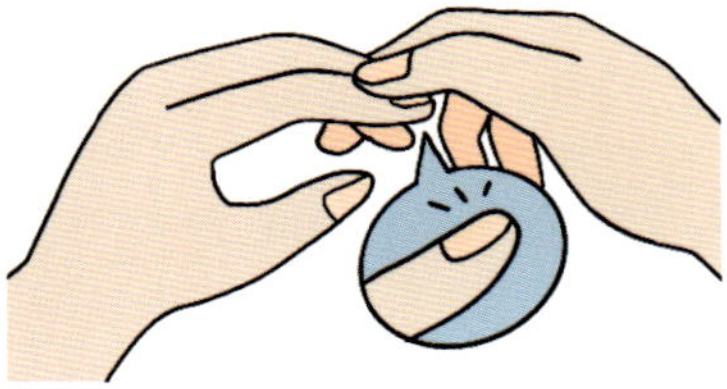

爪をつまみ5秒間圧迫し、手を離して爪の色がしばらく白いままだと、血流がよくない状態。

血管の老化度チェック

けつ
血管

下の計算式を用いて、血管の老化度を測りましょう。数値が100を超えたら、動脈硬化がはじまっている可能性があります。

計算式　**（最高血圧－最低血圧）÷3＋最低血圧**

チューリップテスト

脳《のう》

認知機能の衰えを早期に見つける目安となる、空間認知能力をチェックしましょう。手でチューリップの形をつくり、手をそれぞれ逆方向に回転させてください。スムーズにできましたか？

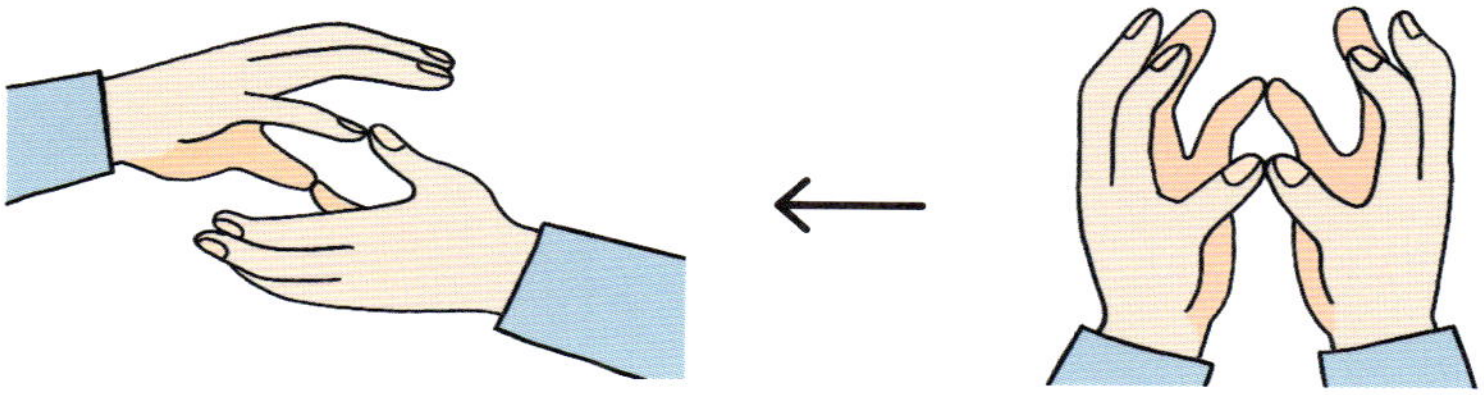

1 両手でチューリップの花の形をつくる。

2 一度手を離し、それぞれの手を逆回転させ親指と小指を合わせる。

毎日の便チェック

腸《ちょう》

定期的でスムーズな便通はもちろん、便そのものも健康のバロメーターです。便には腸内環境や健康状態に関する情報が詰まっているので、よく観察してその日の体調を把握しましょう。

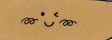

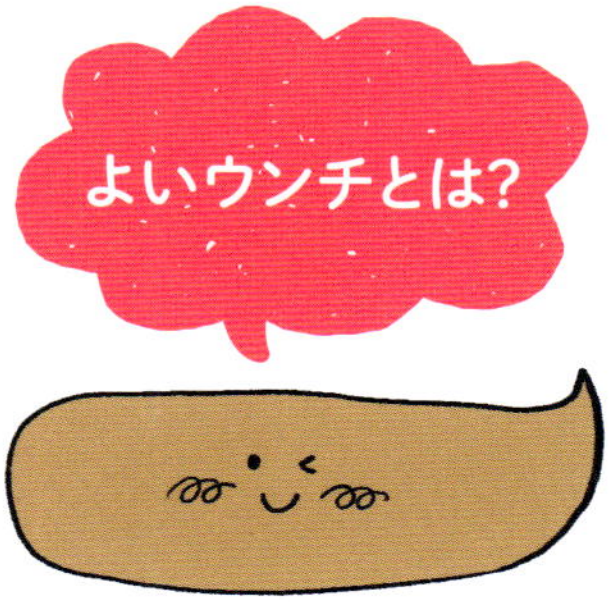

水に浮く

ウンチが軽く水に浮けば、食物繊維が十分にとれている証拠※。

臭いが少ない

臭いが強いのは、腸内細菌の働きが悪いため。

形はバナナ形

水分量が適切なウンチは、表面がなめらかでバナナのような形。

色は茶色

健康的なウンチは茶色が一般的。赤や黒や白は要注意！

※メタンガスが多く含まれているとき、脂肪が多いときでも便は浮くので、複合的な判断が必要。

第3章

ぼくをつくり上げた11のこと

体も頭もシャキッと元気 鎌田式「長生き習慣」のコツ

長生きとは、ただ命を延ばすことではなく、「**動ける体**」を保ち、日々を元気に過ごすことです。そのために大切なのが、「**生活習慣**」。年齢を重ねるごとに増えていく健康に関する悩みを、毎日の習慣によってコントロールしていきましょう。

そこで3章では、ぼくが今までの診療や生活の中で見つけた「**長生き習慣**」の**コツ**を11個紹介します。どれも簡単で、ぼく自身が実践しているものばかり。

つまり、**今の鎌田をつくり上げた習慣**と言っても過言ではありません。

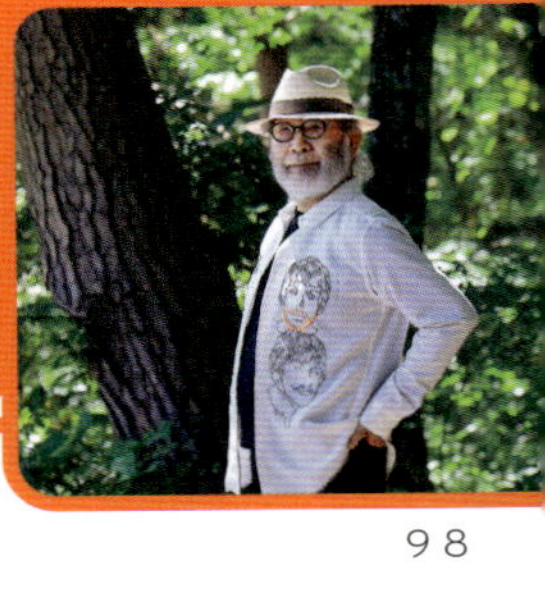

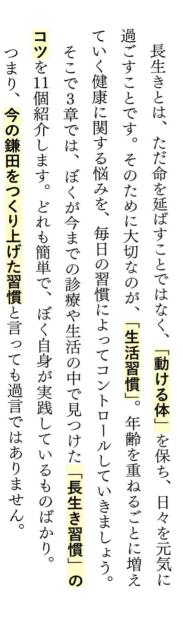

毎日の習慣にプラスα《アルファ》のひと工夫！

散歩、家事、買い物、読書、お風呂など、毎日、当たり前のようにしていることがありますよね。ぼくが意識しているのは、そこに少しだけ、**脳トレや筋トレやストレッチなどの要素**を加えること。

たとえば、散歩のときに歩き方を変えてみる、読書のときに少しだけ音読してみる。そんなふうに、いつもの習慣をちょっと工夫するだけで健康寿命が延び、生活の楽しみも増えていきます。

「かまた体操」に加えて生活習慣を変えれば、まさに鬼に金棒です！

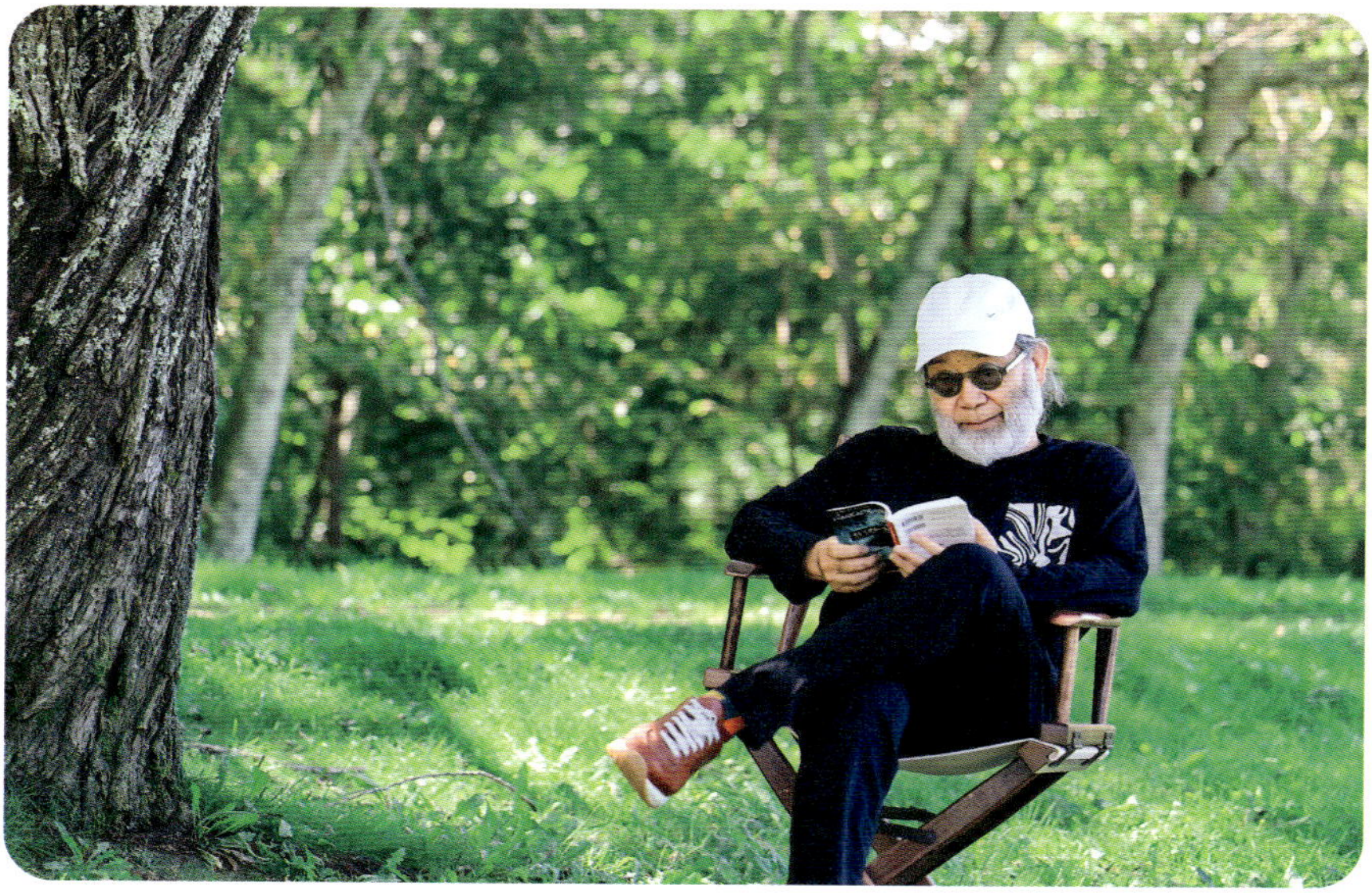

1

寿命を延ばし、脳を元気にする鎌田式「歩き方改革」

ウォーキングは**副作用ゼロの「歩く薬」**。そして、「歩き方」を少し変えるだけで、その効果を高めることができます。

意識すべきは、**歩数よりも「歩く速度」**。米ピッツバーグ大学が3万人以上の高齢者を6〜21年間にわたって調査したところ、65歳の男性の例では、秒速1・6mで歩く人の平均寿命が95歳以上、秒速0・8mでは約80歳、秒速0・2mでは約74歳と差がついたのだとか。

鎌田の歩行速度は秒速1・3mで、今年中に秒速1・6mが目標。10mの距離

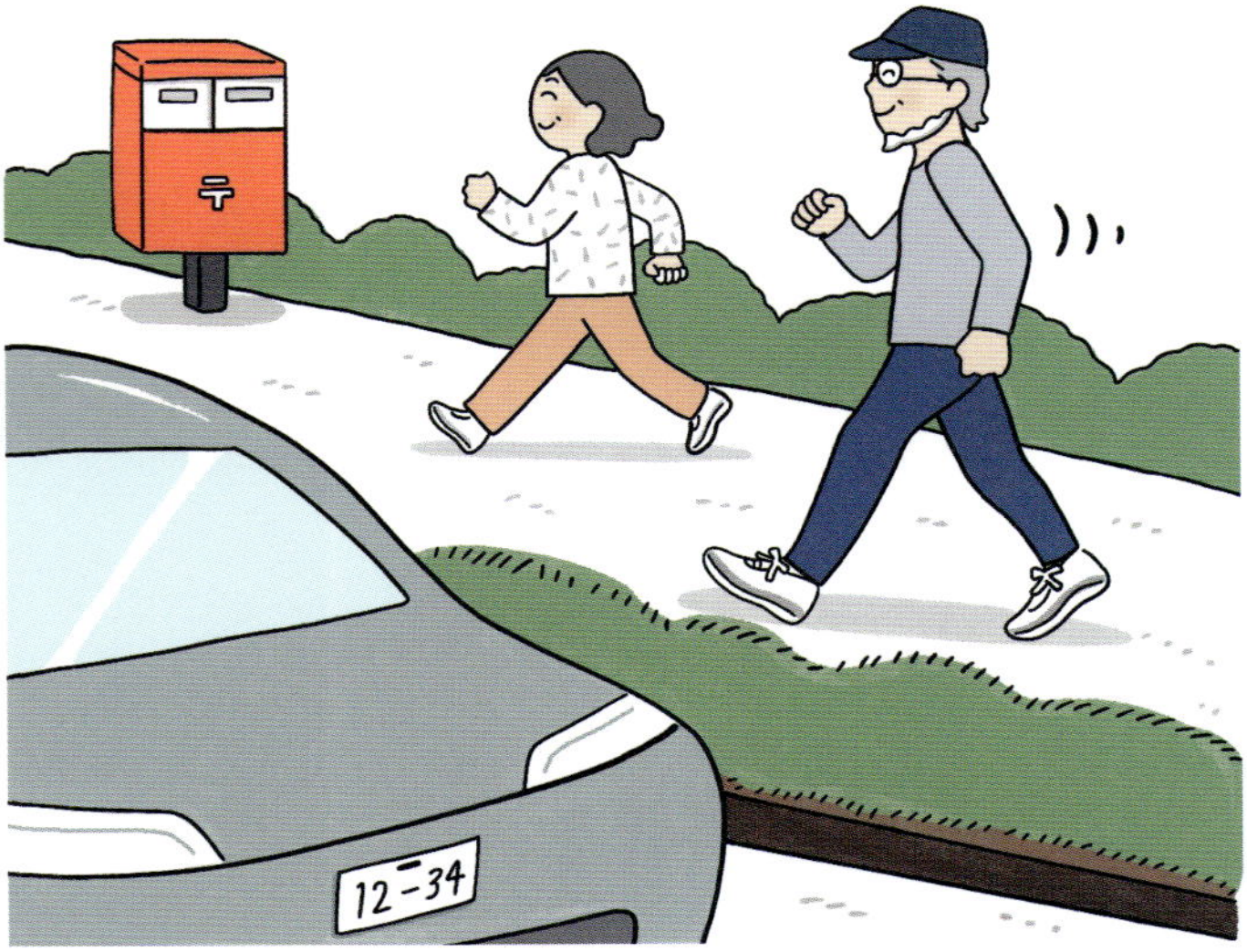

を6・25秒の速歩きで、90歳の壁を元気に越えるつもりです。

まずは散歩のとき、**歩幅を10㎝広くする「幅広歩行」**を取り入れてみましょう。人が多いときは普通に歩き、人が少ないときは「幅広歩行」。30秒程度取り入れるだけでも、ウォーキングの効果が変わってきます。

またウォーキングは、脳血流を上げて脳を活性化させ、景色を見たり、道順を覚えたりすることで空間認知能力を育むなど、脳活効果も大。そこで、さらに脳を使うひと工夫。ゲーム感覚で楽しめる**「目的」**を設定してみてください。

たとえば、ポストや花や車など**「赤いもの」をいくつ探せるかチャレンジすると、集中力や注意力、視覚情報の処理能力が鍛えられますし、車のナンバーを覚えて、歩きながら何度か思い出してつぶやけば、海馬《かいば》が刺激されて、短期記憶力が高まります**。さて、今日はどんな「お題」で歩きましょうか？

2

誤嚥《ごえん》性肺炎を防いで脳トレにもなる「音読」のすすめ

読書は、集中力を高め、心をリフレッシュさせてくれるすばらしい趣味。

そこで、せっかくなら**読書にも「脳トレ」「筋トレ」を加えてしまおうというのが、鎌田式「音読のすすめ」**です。

目で文字を追い、声に出し、耳で聞く**音読は、黙読と比べて脳の処理が複雑になる**ので、**前頭前野がより活性化される**といわれています。前頭前野とは思考や判断などを司る脳の重要な部分。記憶力のアップも期待できます。

また音読は、加齢とともに衰えやすい口まわりの筋肉もしっかり鍛えてくれます。噛む、飲み込むという「嚥下《えんげ》」の機能が低下すると、食べ物が気道に入りやすくなり、誤嚥性肺炎のリスクが高まることになります。しかし、音読を取り入れることで、それを予防することができるのです。

音読の際は、**口をしっかりあけ、はっきりと発音**しましょう。口のまわりやのどの筋肉を意識しながら声を出せば、リハビリ体操のように効果を発揮します。

ただし、本の内容が頭に入らなくなるほどがんばる必要はありません。

まずは1ページ、慣れてきたら2ページ。量よりは質。鎌田は1ページ音読、そのあとは黙読で、というパターンの読書習慣をつくりました。

声に出して読むと、不思議と姿勢がよくなり、気持ちまで明るくなります。

3

スーパーマーケットで脳トレ&筋トレ いつもの買い物が「買い物トレーニング」に！

みなさんは、スーパーマーケットへ、週に何回行きますか？

スーパーマーケットでの買い物は、**要介護状態予防のリハビリ**として活用する自治体や介護事業者もあるほど、認知機能や身体機能を高めてくれます。

そこでひと工夫。**お店の中を広いトレーニング場と見立てて**、楽しんでしまいましょう。鎌田は雪国で暮らしているので、とくに冬はこれを実践しています。

まずは、店内をくまなく見て回ることからスタート。

広い店内を隅から隅まで歩けばちょっとしたウォーキングになりますし、お買い得品も見つけられて一石二鳥。ただし、**カートに寄り掛かったまま、だらだら歩きはＮＧ**。背筋を伸ばして姿勢よく歩きながら、お目当てのものをカゴへ。**カートは使わず**、**カゴを手で持てば**、**腕や肩の筋肉も鍛えられます**。

さらに、下の棚の商品を取るときは、**かがまずにスクワットの動きで**。

工夫次第でさまざまな体の部位の貯筋もできます。

また、**買い物は絶好の「脳トレ」チャンス**です。買い物にかける予算と時間を最初に決めれば、予算内に収まるように**暗算しながら買い物をする**ことで計算力を鍛えられますし、時間内に買い物を済ませることで**計画性**を試されます。

さらに、会計が早く終わりそうなレジを探すことは、視覚的情報から**状況判断力を養う**ことにもつながります。

そして、忘れてはいけないのが**「人との会話」**。店員やほかのお客さんと笑顔で話せば、心が元気になり、**買い物に行く楽しみも増える**でしょう。少し意識を変えれば、いつものスーパーが〝スーパートレーニング場〟に変化します！

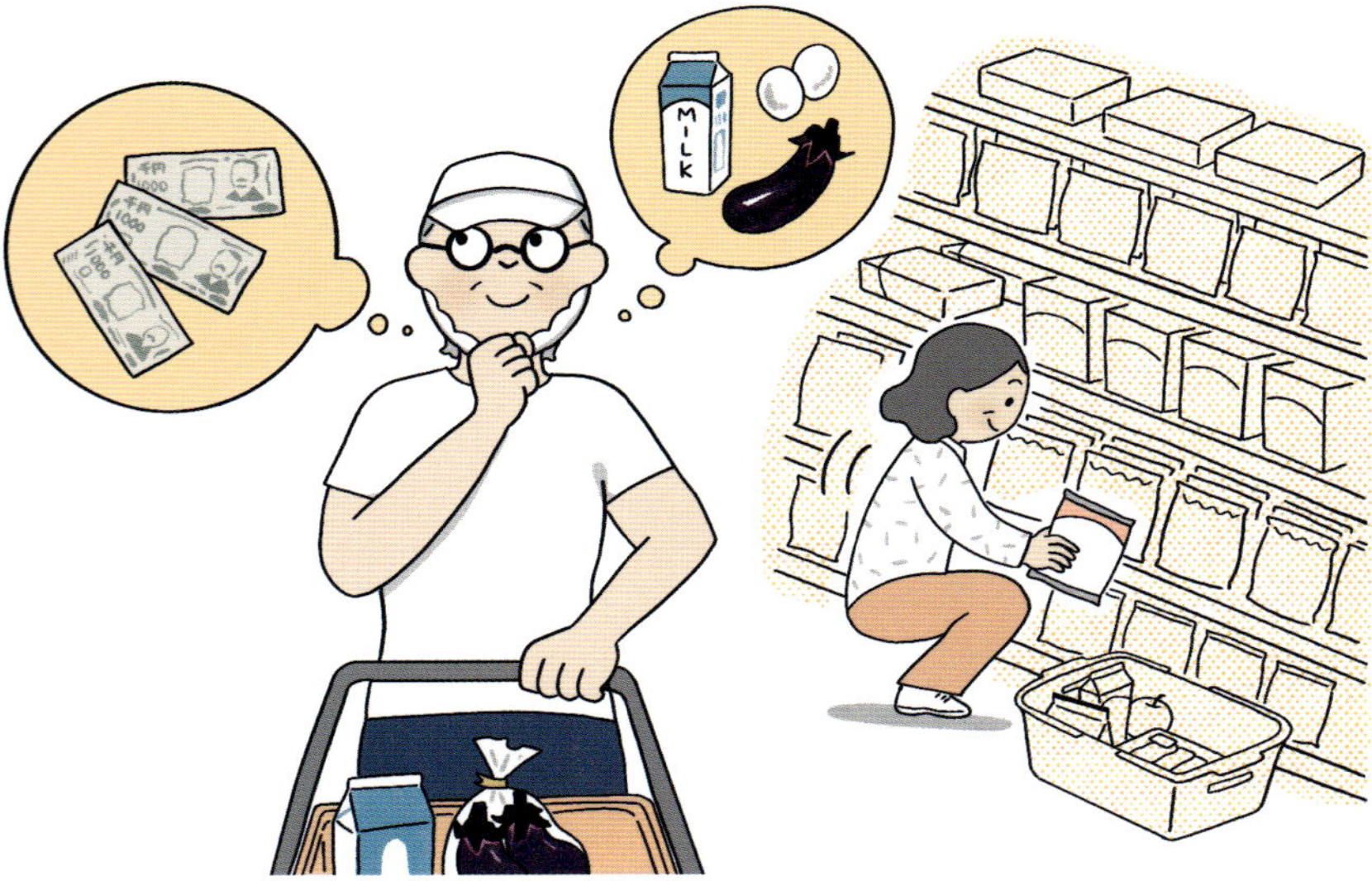

4

毎日できる電車通勤エクササイズ 階段や吊り革、揺れを利用して筋トレ！

毎日、電車通勤をしている人は、わざわざお金と時間を使ってジムに行くよりも、往復の時間で体を鍛えるほうが効率的かもしれません。

まずは駅のホームまで。**エスカレーターやエレベーターは使わずに、階段を選びましょう**。ゆっくりでも大丈夫。脚力が確実に鍛えられます。

電車を待っている間には、**ホームの端から端まで歩いてみてください**。ただつぶすしかなかった時間が、ウォーキングタイムに変わります。とくに「幅広歩行（101ページ）」を意識すると、股関節や下半身の筋肉に効果的。

ぼくは地元・長野県の茅野駅や佐久平駅で必ずこれをやっています。鎌田は、駅のホームは〝ホームグラウンド〟という意識を持っているのです。

あるいは、**軽いスクワットもおすすめ**です。代謝が上がって、仕事に取り組む活力がみなぎってくるのを感じるはずです。

車内に並ぶ吊り革は、絶好のトレーニング道具です。まず、座席に座らずに、

立って吊り革につかまりましょう。ひと駅分、**かかとを上げてつま先立ちをすれば、**ふくらはぎはもちろん、腹筋や骨盤底筋、内ももの筋肉まで鍛えられます。

また、吊り革につかまりながら上半身をひねるのも効果的です。**電車の揺れをグッとこらえるだけでも、自然と体幹が鍛えられます。**

無理をせず、できる範囲で。ほかの乗客の迷惑にならないことは大前提のうえで、**「通勤時間」を「健康時間」**に変えれば、心も体も軽やかになります。

5

荷物を小分けにして何度も運ぶ「ちょいトレ」のすすめ

ＮＨＫ『あしたが変わるトリセツショー』という番組の「１００歳×１００人」という企画に、ぼくはとても共感しました。彼らに共通していたのは、食物繊維をしっかりとること、そして**「ちょこちょこ動く」――つまり「ちょこ活」**です。

運動というほど大げさでなくても、洗濯物を干したり、料理を作ったり、日常の中で体を動かすことが、健康長寿の秘訣なんですね。

ぼくも以前から、**「ちょいホ」「ちょいうま」「ちょいトレ」**を健康法として提案しています。「ちょいホ」は、つらいときにちょっとホッとする時間をつくること。「ちょいうま」は、おいしいものを少しだけ楽しむことで、食べすぎを防ぐ工夫。「ちょいトレ」は、スキマ時間を見つけて体を動かす習慣です。

ぼく自身も、書斎に荷物を運ぶとき、一気に持っていかず、**あえて回数を増やして家の中で歩く時間をつくります**。階段の上り下りをわざと取り入れることも、立派な「ちょいトレ」です。

特別なことはなにもいりません。日常生活に少しずつ運動を取り入れていけば、体は必ず応えてくれます。「ちょいトレ」、ぜひ今日からはじめてみませんか？

6

貧乏揺すりで「座りすぎ」リスク解消
仕事中にできるジグリング習慣

小刻みに足を揺らす「貧乏揺すり」。行儀がよくないと眉をしかめられがちですが、健康面でプラスになっていることをご存じでしたか？

じつは「貧乏揺すり」には、**「ジグリング」**という立派な体操名がつけられています。足を揺らすことには、**股関節の骨に適度な刺激を与え、軟骨の再生を促**

す効果があるとされ、軟骨がすり減って股関節が変形する変形性股関節症の運動療法にも取り入れられているほど。

さらに、**ふくらはぎのポンプ機能をアップさせ、血流を改善**。全身の体温を上げ、足の**むくみも解消**してくれます。**「座りすぎ」は万病のもと**。長時間座り続けると血流が滞り、糖尿病や心血管疾患の原因になります。

オーストラリアの調査では、座る時間が1日11時間以上の人は、4時間未満の人より死亡リスクが約40％も高いという報告もあります。デスクワークが多い人は、こっそり「貧乏揺すり」を取り入れてみましょう。

ジグリング

いすに浅く腰掛け、かかとを2cmくらい上げた状態で、左右の足を小刻みに上下に揺らす。

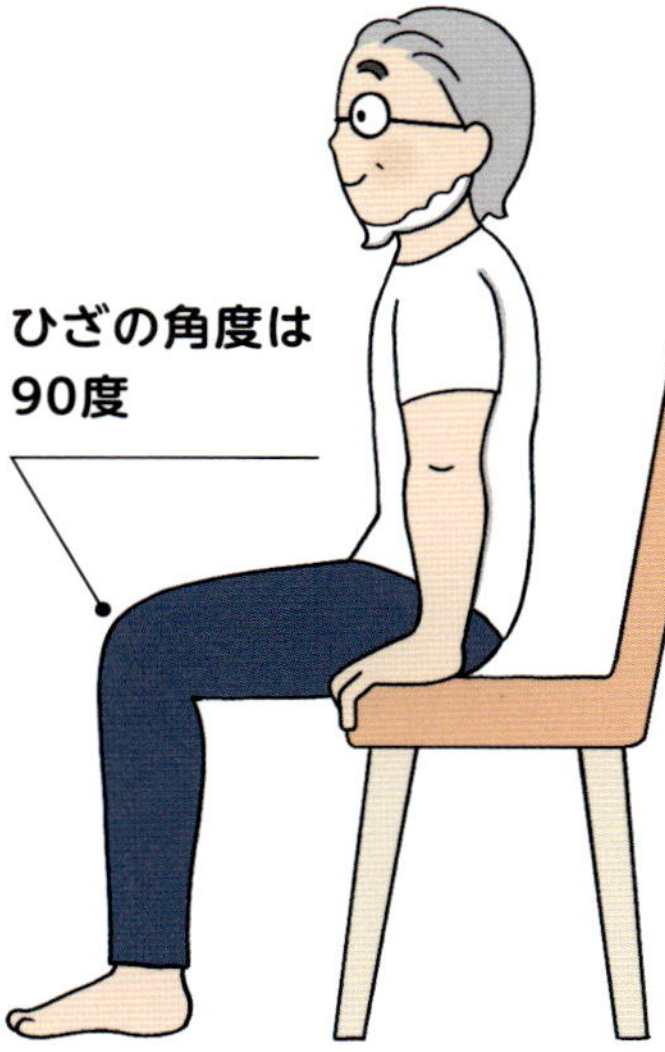

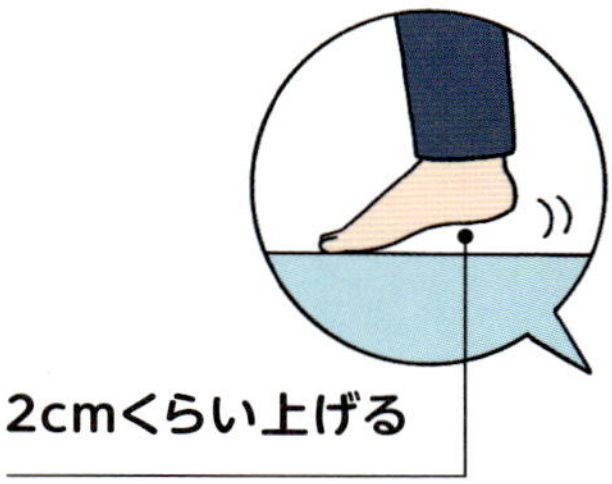

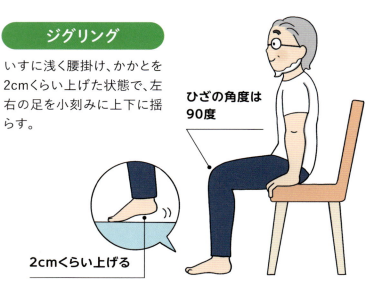

また、1時間のうち、2分間は立ち上がって軽い運動を心掛けてください。

ぼくは原稿を書くときは、**30分ごとに、スクワットや1分間ジャンプ**などで固まった体をほぐして、血液循環をよくしています。

7

ずぼらでもできる「ながら運動」とくに「トイレスクワット」はおすすめ!

鎌田塾の塾生の中に、電子レンジでチンする時間にかまた体操を行っているという方がいましたが、とてもすばらしいとぼくは思います。

生活が便利になり、運動時間が減っていく一方の現代では、なにかをしながらできる**「ながら運動」**をどんどん取り入れてほしいです。

ジムに通う必要なし。運動器具も必要なし。**日常の動作を少し変えるだけ**。

たとえば、**歯をみがきながらつま先立ち、テレビを見ながら腹式呼吸、煮物の待ち時間にキッチンの淵につかまって上半身腕立て伏せ**、などなど。

とくに、**「トイレスクワット」**はおすすめです。トイレのたびにスクワットをする習慣をつければ、1日に8~12回はスクワットをすることができますよ。

自宅でできる「ながら運動」

1 トイレスクワット

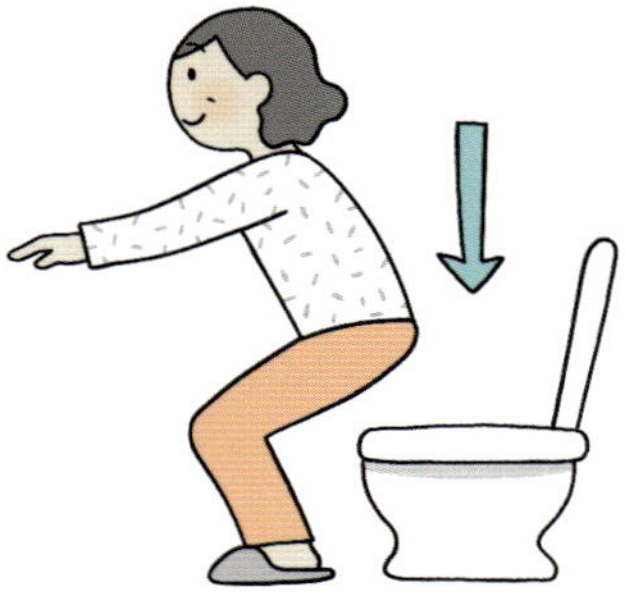

トイレを済ませたら、ついでにスクワット。お尻を突き出すイメージで、8秒間かけてゆっくりと便座に腰を下ろし、2秒間かけて立ち上がりましょう。**前太ももの大腿四頭筋を鍛える**ことができます。

2 開脚洗濯物たたみ

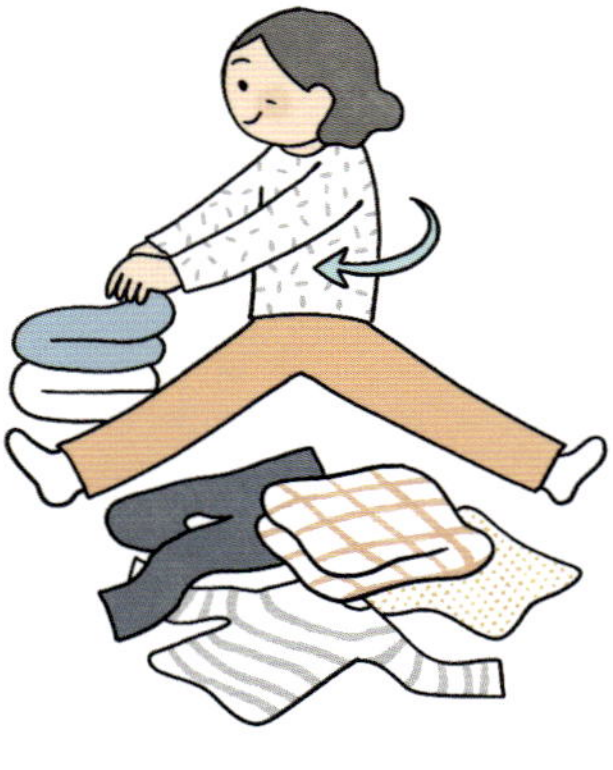

足を広げ、座骨で床に座ったまま、猫背にならないようにして洗濯物をたためば、**股関節まわりの筋肉をしっかりほぐす**ことができます。また、たたんだ洗濯物を自分の斜め後ろに、お腹をひねるようして置けば、腸活にも◎。

3 床拭きモップランジ

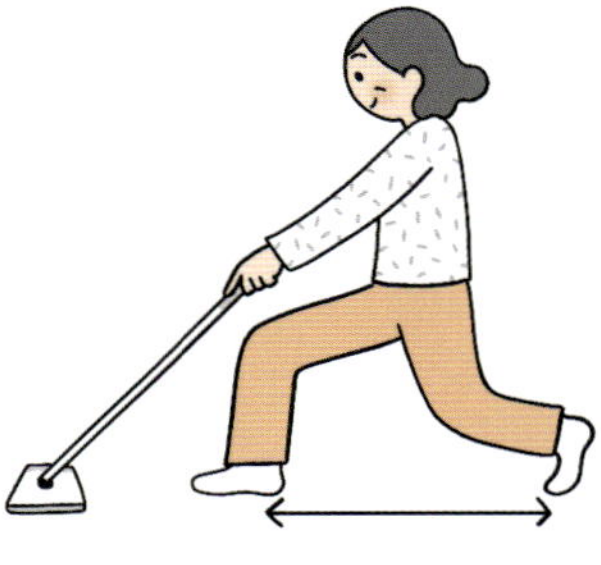

モップを片手に持ち、前に1歩を大きく踏み込みます。モップをできるだけ遠くへ伸ばしたら、元の姿勢に戻りましょう。**足を踏み出す際に、体を支える体幹筋を使うため、ふらつき防止**になります。

4　テレビを見ながら足首回し

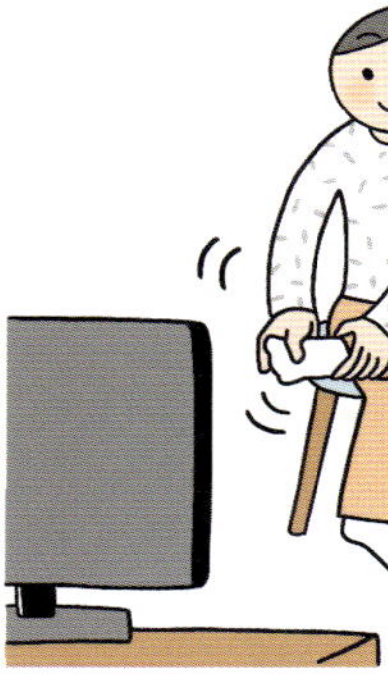

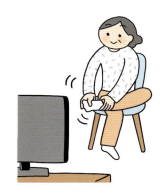

いすに座って足を組み、組んだほうの足の足首をグルグルと回します。反対の足も同様に。**足首の筋肉がほぐれて、つまずき防止**になるうえに、足先がポカポカして**冷えやむくみ対策**にも効果的です。

5　テレビを見ながらひざ痛リセット

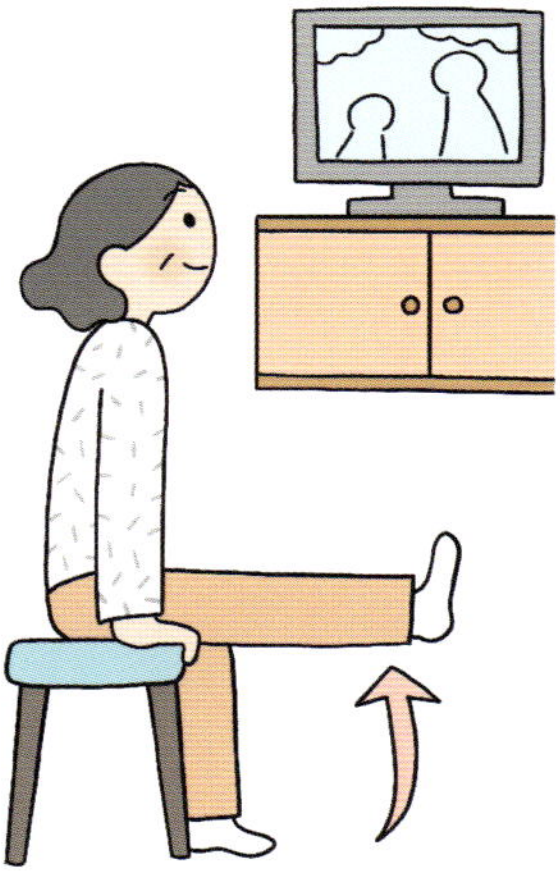

いすに座ってテレビを見ながら、片足をゆっくりと上げ、3秒間、床と平行を保ってから戻します。左右の足で10回ずつ。大腿四頭筋の強化になり、これをやるだけで**ひざ痛がなくなる**人もいます。5～10秒間くらい、**腹筋と背筋に力を入れると体幹の強化**にも効果的。**若返りホルモンが出る**、優れた「ちょいトレ」です。

6　洗濯物パタパタ

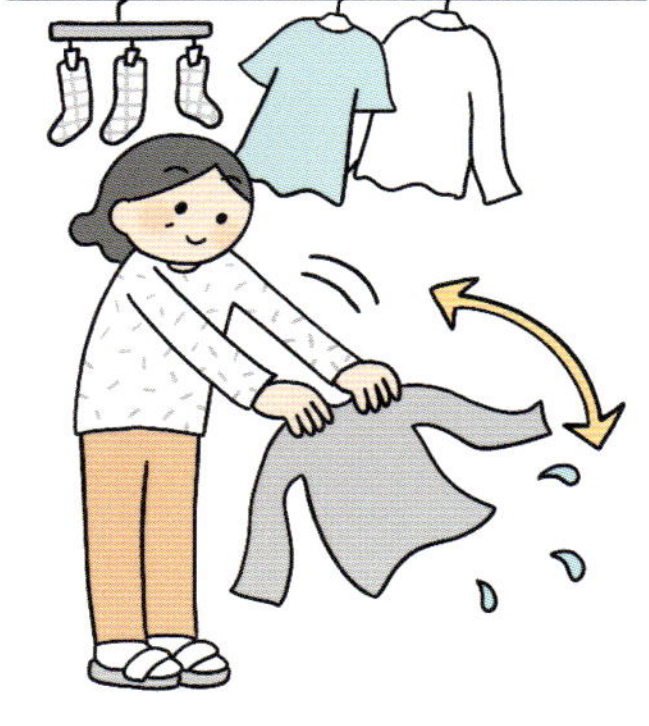

Tシャツを干すときなどに、両端をつかんで腕を伸ばし、その腕を素早く、強く上下にパタパタと振れば、**筋肉の瞬発力がアップ**。とっさの動きに対応できるようになり、**転倒予防**にもつながります。

8

消化を促し、誤嚥《ごえん》性肺炎を防ぐ「プラス5回」の咀嚼《そしゃく》法

「ながら」は「ながら」でも、「ながら食べ」は悪習慣。

スマホやテレビを見ながら食事をすると、どうしても**食べ物を噛んだり飲み込んだりする動作がおろそかになりがち**です。脳が食事中であることを十分に認識できないため、**消化機能が低下**しますし、姿勢が悪くなることで胃腸への負担が増え、消化不良を引き起こすこともあります。

さらに、咀嚼回数が減ると「むせ」の原因にもなります。高齢者になるほど、「むせ」が**誤嚥性肺炎につながりやすく**なり、大変危険。

これを防ぐためにも、**今まで噛んでいた回数に、プラス5回。**

いつもより5回多く噛むだけで、食べ物がより細かく砕かれ、唾液と混ざり合い、飲み込みやすくなります。消化がよくなり、唾液の分泌も増えて、口腔内の健康も保たれます。口まわりの血流がよくなることで脳も活性化しますし、満腹中枢が刺激され、食べすぎ防止にもなります。なにより、「おいしい」という気

持ちは、脳の扁桃体に働きかけて、**幸福感を高めてくれる**のです。

9

1日2杯で認知症リスクが約30%低下 緑茶は認知症予防の救世主!?

ぼくがぜひ、毎日の食事や休憩タイムに飲んでほしいのが、緑茶です。

国立長寿医療研究センターの研究では、**緑茶を1日に2杯以上飲むと、認知機能の低下リスクが約30%下がった**と報告されています。

また別の調査では、1日に飲む緑茶の量が1杯（100㎖）増えるごとに、記憶の形成にかかわる「海馬」の年間萎縮率が減少することもわかっています。

これは、緑茶に含まれるカテキンやテアニンなどのポリフェノールが持つ、**抗酸化作用や抗炎症作用のおかげ**。

アルツハイマー型認知症の要因である**アミロイドβ《ベータ》、通称「脳のごみ」の増加を抑える働きも期待できる**など、緑茶は認知症予防の救世主かもしれません。

緑茶のカテキンは80度以上で溶出されます。熱いお湯でじっくり淹れた、渋みの効いたお茶で、心身をリラックスさせながら、脳活もしてしまいましょう。

10

浮力や水圧を味方につけた簡単入浴ストレッチとマッサージ

1日の終わりのバスタイムにおすすめなのが**「入浴ストレッチとマッサージ」**。湯船に浸かると血流がよくなり、筋肉や腱が温められることで柔軟性が増します。この状態でストレッチをすれば、**関節の可動範囲も広くなり、普通にやるよりも効果がアップ**。とくに冬は、体が冷えた状態で無理にストレッチをするとケガの原因にもなるため、リスク軽減にもつながります。

また、浮力があるお風呂の中では、関節や筋肉への負担がグッと減り、**足腰に痛みがある人でも、体を動かしやすく**なります。

ぼくのおすすめは、83ページで紹介した**「グーパーストレッチ」**と、**「水中ふくらはぎマッサージ」**です。

手指と一緒に、足の指もお風呂の中でグーパーすれば、**ゴースト血管対策により効果を発揮**しますし、ふくらはぎを下から上へ軽くもみ上げるだけで、血液やリンパの流れがよくなり、**むくみがとれて足が軽くなります。**

浴槽が広ければ、足をグーッと伸ばして持ち上げたり、ひざを曲げ伸ばしたりするだけでもいいですね。お風呂上がりの直後から関節がやわらかくなり、スムーズに動くことを実感できるはずです。

そもそも、お風呂は健康に欠かせないもの。大阪大学の研究によれば、ほぼ毎日お風呂に入るグループは、週2回以下のグループに比べ、**心疾患の発症リスクが35%、脳出血の発症リスクが46%、脳梗塞のリスクが23%低下**したそうです。

さらに長生き効果を高めるため、ぜひ入浴ストレッチやマッサージを取り入れてみてください。眠りの質もよくなって、健康長生き間違いなしです！

水中ふくらはぎマッサージ

手のひらを使ってふくらはぎを
下から上へほぐしていく。

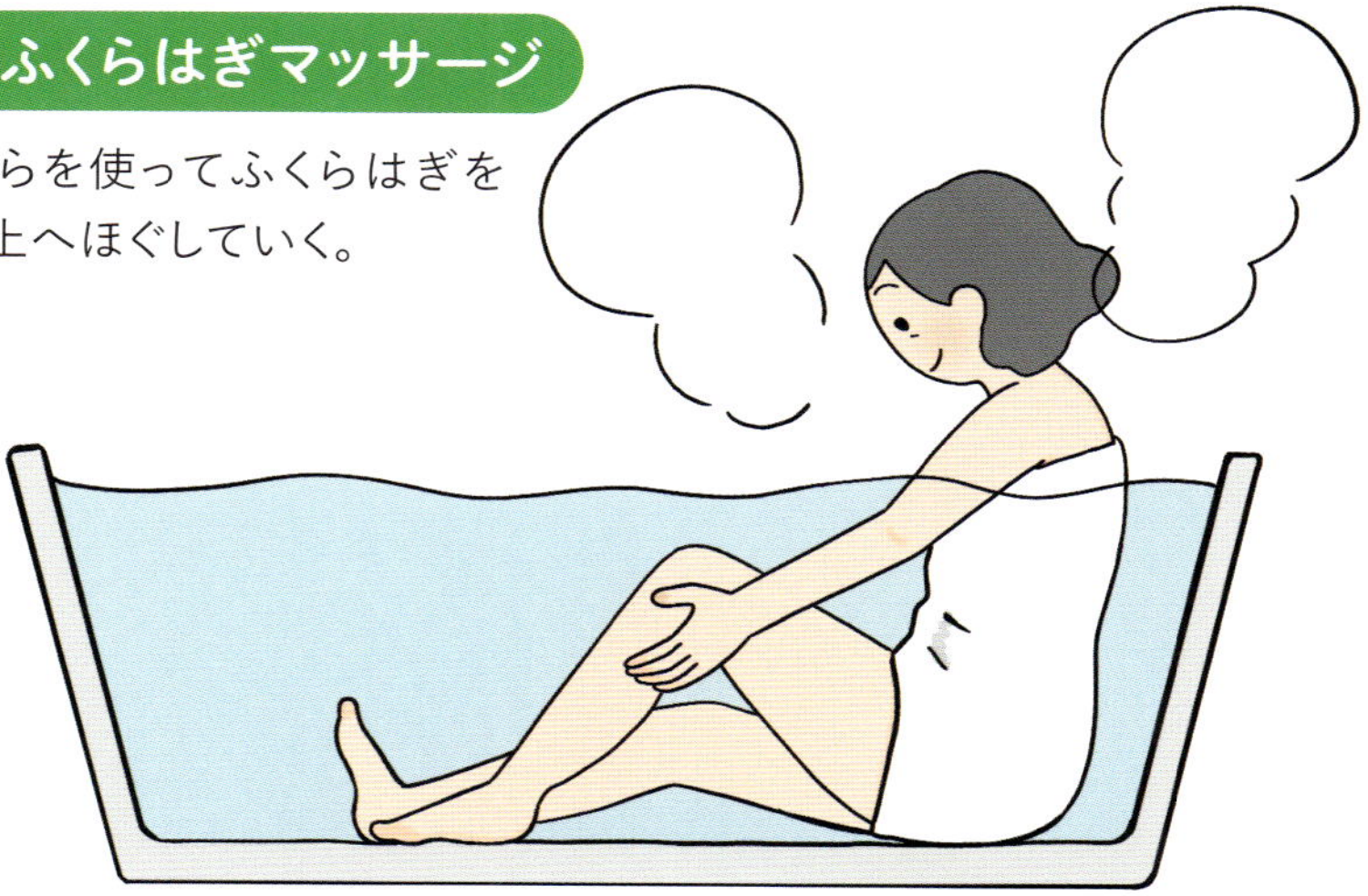

11

温水洗浄便座の使いすぎによって お尻のトラブルを招き、便秘も悪化

最後にひとつ、**「やってはいけない習慣」**を紹介しましょう。

それは、トイレの際に、温水洗浄便座を使いすぎることです。

その快適さから、ついつい使いすぎてしまい、強すぎる水圧によって肛門のまわりの皮脂膜がなくなり、炎症やかゆみを引き起こす**「温水洗浄便座症候群」**になってしまう人もいます。ただれたり、痔を持っている人は悪化したり、ひどい場合には、肛門周辺の感覚が鈍くなり、便意を感じづらくなることも。

さらに問題なのが、温水洗浄便座を浣腸のように使って排便を促す習慣です。

確かにスッキリ感はありますが、これを繰り返すことで腸が**「自力で排便する力」**を失い、便秘が悪化することになりかねません。

温水洗浄便座は便利な道具ですが、適度な使用を心掛けてください。

水圧を弱め、長時間当て続けないようにしましょう。そしてなにより、**スクワットやランジで骨盤底筋を鍛え、排便力を維持すること**が大切です。

コラム 3

「朝たん」で筋肉をつくる
鎌田式朝ごはん

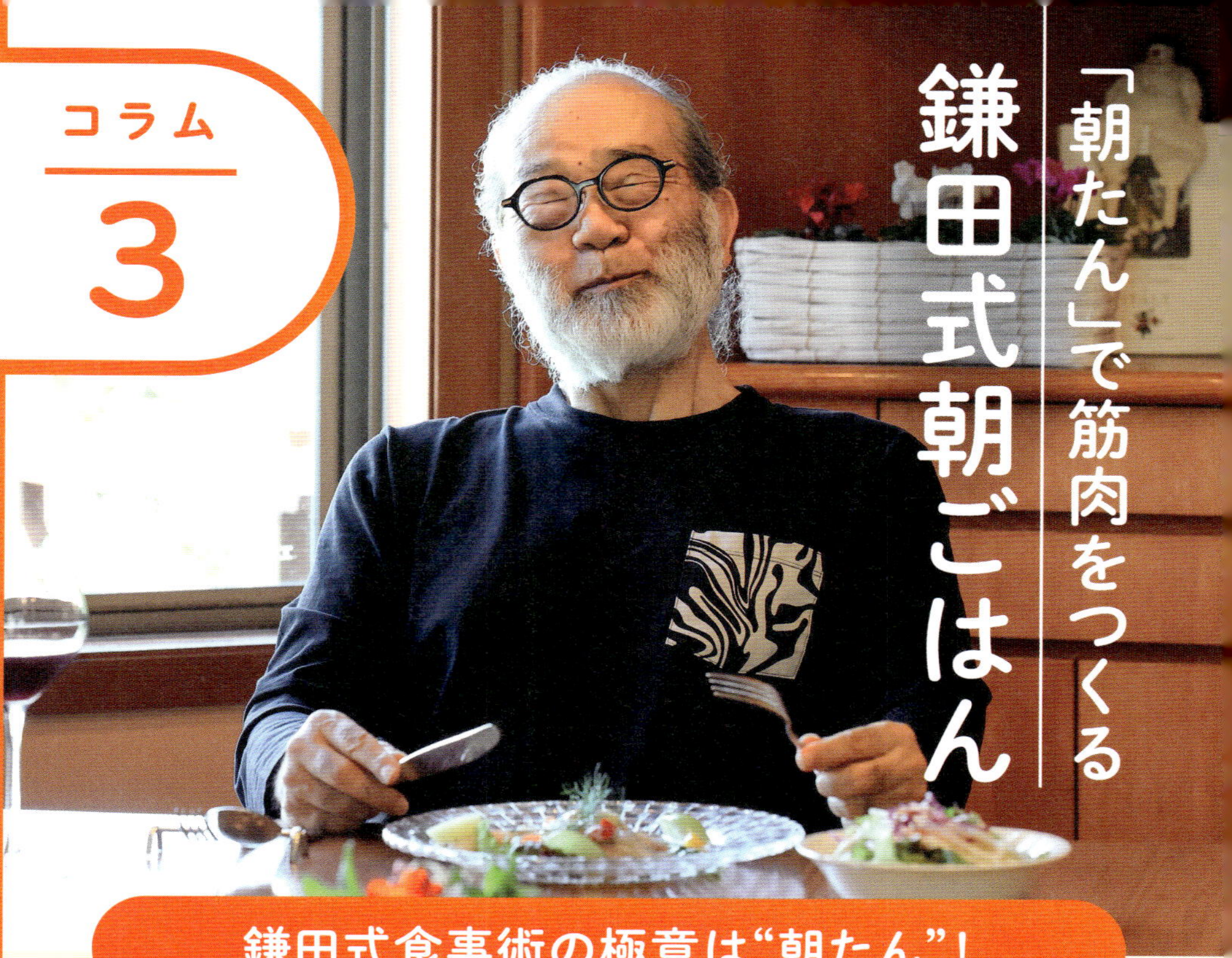

鎌田式食事術の極意は“朝たん”！

ぼくは76歳ですが、今も75kgのバーベルを上げ、冬には趣味のスキーを楽しめています。それは、ずっと「貯筋」してきた筋肉のおかげ。その秘密が**「朝ごはん」**です。

朝に腸を刺激すれば便通がよくなるし、食物繊維は血糖値の上昇を抑えます。脳の栄養にも朝食は欠かせません。

とくに大切なのが、朝にしっかりたんぱく質をとること。ぼくはこれを**「朝たん」**と呼んでいるのですが、**朝のたんぱく質は筋肉に変わりやすく、代謝を高めて太りにくい体にしてくれる**ことがわかっています。60代以降は、フレイル予防のためにも、「朝たん」をぜひ習慣にしてください。

朝のたんぱく質「朝たん」は、**ぼくが50年かけてたどりついた食事術**の中でも、もっとも重要な**〝極意〟**のひとつです。

鎌田式最強朝ごはん・3大ルール！

鎌田式食事術では、**朝・昼・夜の3食でバランスよく栄養をとる**ことが大切です。その中でも、とくに重要なのが朝ごはん。朝のたんぱく質、**「朝たん」**を効果的に実践するためにも必要な、**朝ごはんの「3大ルール」**を紹介します。

1　1日のエネルギーの4割を朝ごはんで！

日本人は、夕食を豪華にしがち。でも、しっかりと体をつくるためには、朝食・昼食・夕食の割合は4：4：2が理想です。質も量も、朝食をもっと充実させましょう！

朝食		昼食		夕食
4	:	4	:	2

2　1日のたんぱく質量は体重×1.2g！

1日にとりたいたんぱく質量は、体重×1.2g。体重50kgの人なら、ちょうど60gで、その4割の24gを朝ごはんでとれればベストです。栄養バランスを考えて、幅広い食材を取り入れましょう。

これ全部で約24gのたんぱく質

牛乳	185ml	6.0g
ブロッコリー	約3房	2.6g
目玉焼き	1個分	7.4g
ごはん	1膳強	4.5g
豆腐のみそ汁	1杯分	3.7g

（出典）『日本食品標準成分表2020年版（八訂）』

3　脂質と炭水化物もしっかりとる

ダイエットのために脂質や炭水化物を制限しすぎるのはＮＧ。脂質は血糖値を下げるため、むしろ積極的にとっていいし、極端な糖質制限はエネルギー不足になります。どちらもバランスよくとりましょう。

「朝たん」の最強食材ベスト5！

「朝たん」のためには、「なにを食べるか」という視点も重要です。そこで、ぼく自身が朝ごはんに取り入れている、とくにおすすめの**5つの食材**を紹介します。おいしく食べながら筋肉を維持して、元気な日々を手に入れましょう！

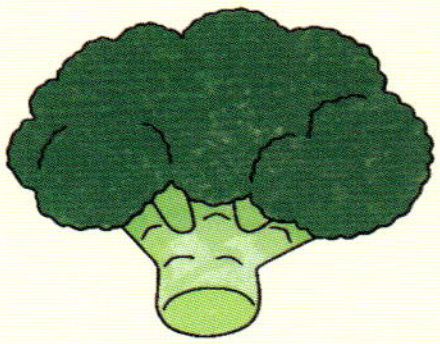

ブロッコリー

野菜の中ではたんぱく質が豊富で、100g中5.4gとキャベツの4倍！しかも、糖質はほかの野菜に比べると半分以下。

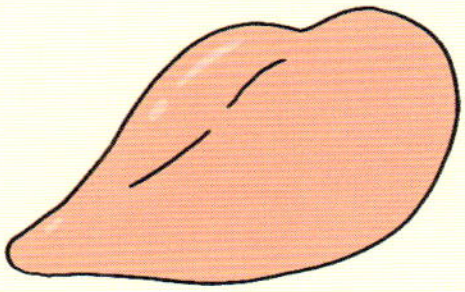

鶏肉

鶏肉の中でも、おすすめはむね肉。たんぱく質量は100g中19.5gで、もも肉よりも少し多く、ビタミンやミネラルも豊富。

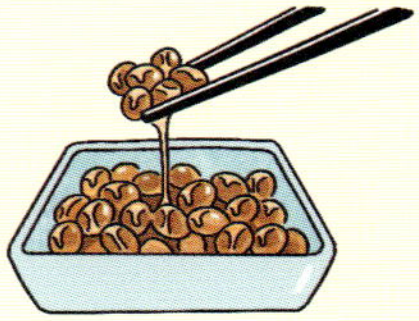

納豆

安価で手軽にたんぱく質がとれる優秀食材。発酵食品のため腸活効果も高く、ねばねば成分で血液サラサラに！

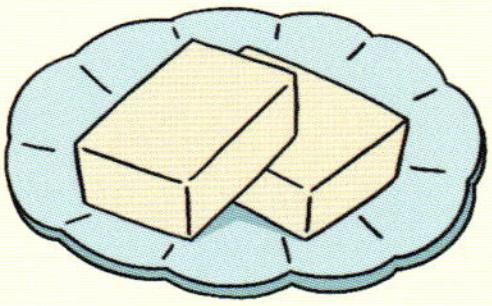

高野豆腐

高野豆腐は、成分の約半分がたんぱく質という、まさに天然プロテイン。食後の血糖値の上昇を抑える「レジスタントたんぱく」もたっぷり。

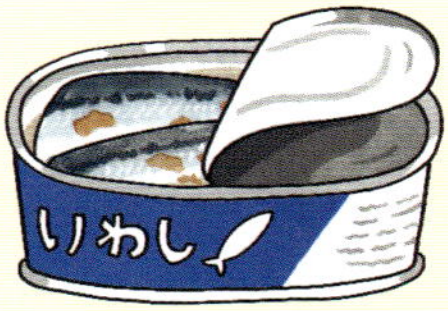

イワシ缶

イワシ缶（水煮）のたんぱく質量は、100gあたり20.7g。サバ缶もほぼ同量のたんぱく質や脂質を含んでいるが、イワシ缶のほうが少し安価で、カルシウムや、脳を活性化させるEPAが多い。カルシウムの吸収を助けるビタミンDも豊富なため、骨活にもぴったり！

（出典）『日本食品標準成分表2020年版（八訂）』

ほかにもある！ 朝ごはんのうれしい効果

朝にしっかり食べれば、エネルギーが体内に行き渡り、スッキリ元気に1日をスタートできます。

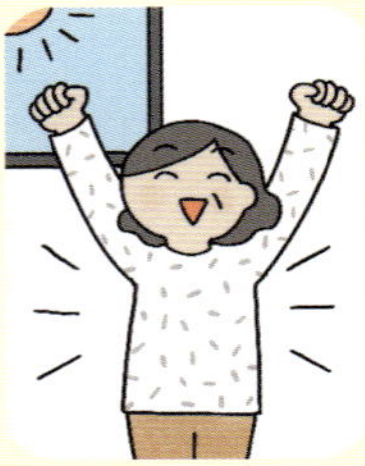

午前中の集中力アップ！

脳にブドウ糖が届き、頭が冴え、集中力アップ！

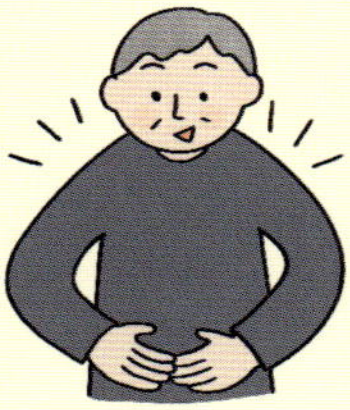

内臓が目覚める！

眠っていた胃や腸が刺激され、活発に動きはじめる。

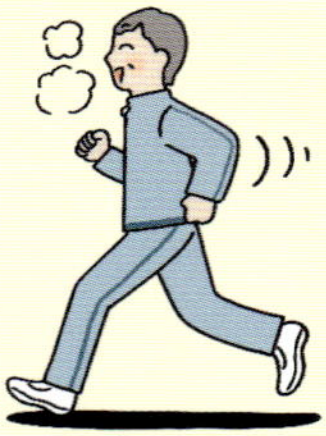

体温上昇、脂肪を燃焼！

体温が上昇し、基礎代謝が上がり、太りにくい体に。

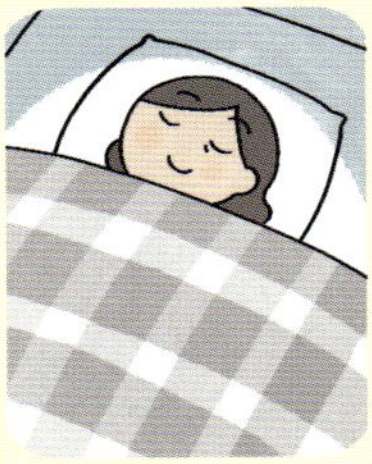

睡眠の質向上

朝に必須アミノ酸「トリプトファン」をとると、日中に睡眠ホルモンがつくられる。

遅めの朝食でもしっかり食べます

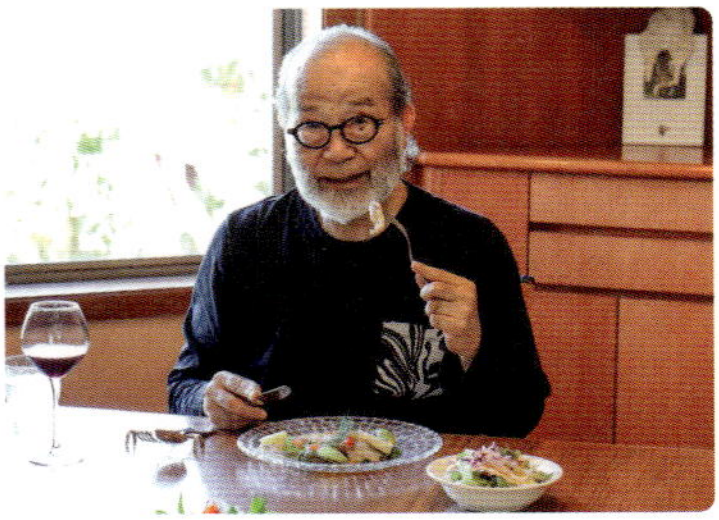

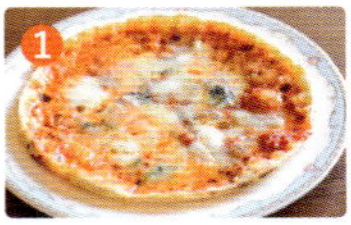

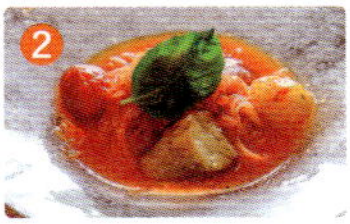

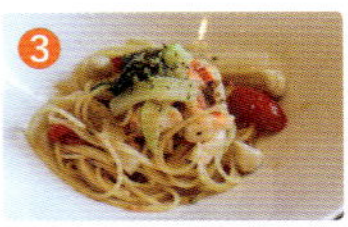

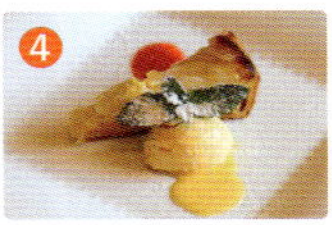

この日は早朝から撮影で、仕事終わりに、地元のイタリアンで遅めの朝ごはん。エビ、ブリ、タコなど、北海道から取り寄せた魚介とにんじんのカルパッチョを堪能するぼく。にんじんは、オリーブオイルと一緒に食べるとβ-カロチンの吸収率がアップして、美肌効果満点。魚のEPAとDHAで朝から脳活もできて、大満足の朝食でした。

❶4種のチーズのクワトロフォルマッジ。唐辛子のオリーブオイル、はちみつをかけて食べる。❷焼きナスとトマトの冷製カッペリーニ。❸イセエビのパスタ。アンチョビとオリーブオイルのソース。❹リンゴと和梨のタルト。ジェラートは長野県諏訪地方特産の食用ほおずき。

鎌田式最強朝ごはん ❶ 和食メニュー

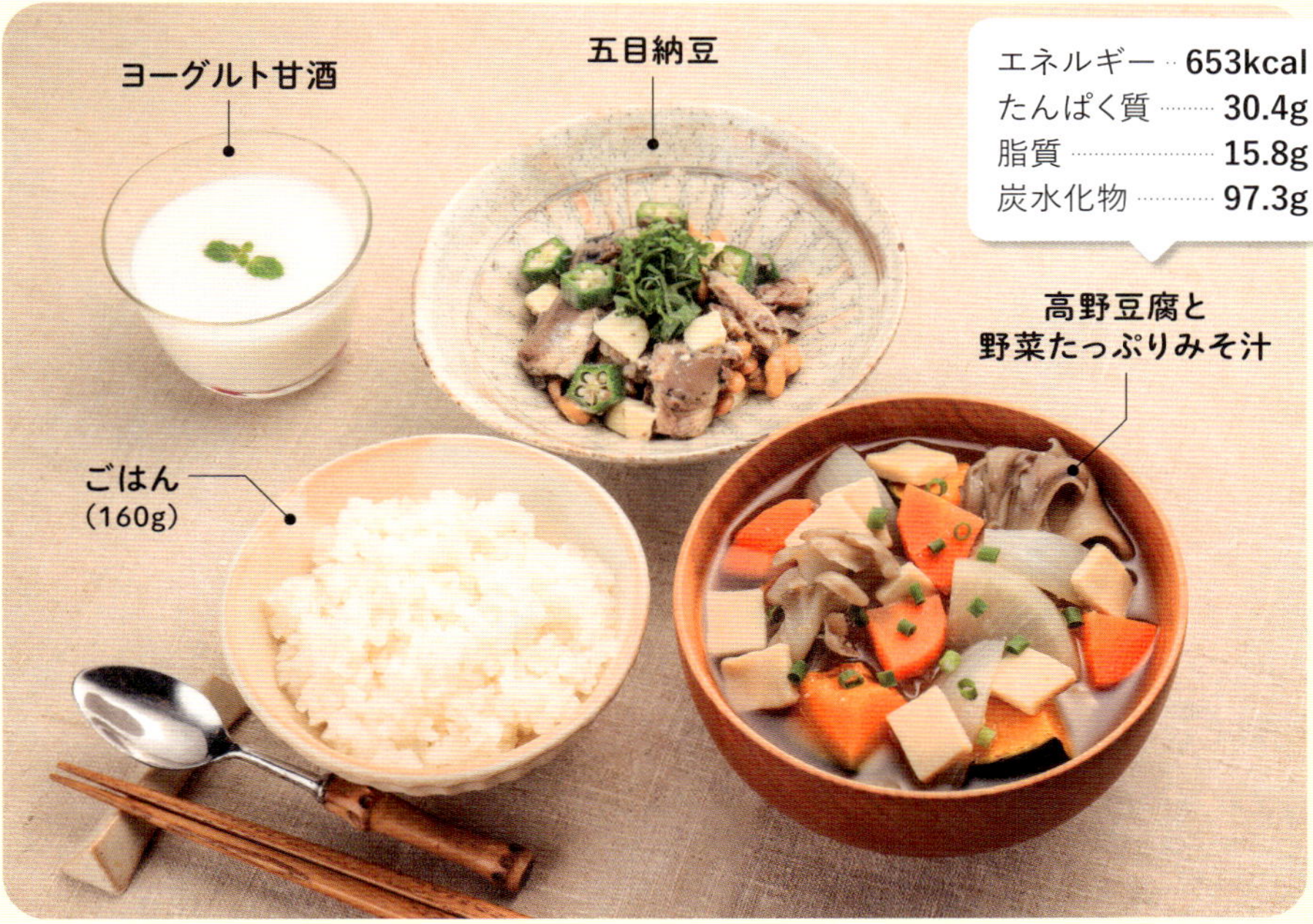
ヨーグルト甘酒
五目納豆
エネルギー……653kcal
たんぱく質……30.4g
脂質……15.8g
炭水化物……97.3g
高野豆腐と
野菜たっぷりみそ汁
ごはん
(160g)

高野豆腐と野菜たっぷりみそ汁

作り方(材料2人分)

❶ かぼちゃ100gを2㎝角に切り、耐熱皿に入れて、ラップをして電子レンジ600Wで2分30秒加熱。
❷ 玉ねぎ100gをくし切りに、にんじん30g、大根80gをいちょう切りに、舞茸50gを小房に分ける。
❸ お鍋に❷とだし汁400mlを入れ、野菜に火が通ったら、高野豆腐6個(カットされたもの)と❶を加えてさらに1分ほど加熱する。
❹ 火を止めて、みそ大さじ1をといて小ねぎを散らしたら完成。

五目納豆

作り方(材料2人分)

❶ プロセスチーズ1切れ(18g)を食べやすい大きさに手で割っておく。大葉1枚は千切りにしておく。
❷ 納豆1パック、納豆のたれ、イワシ水煮缶100g(汁なし)、冷凍カットおくら20g、すりごま(お好みで)と❶をすべて合わせて完成。

ヨーグルト甘酒

作り方(材料1人分)

❶ ヨーグルト50gに甘酒50mlを入れ、よくかき混ぜる。
❷ 混ざったら完成。

鎌田式最強朝ごはん 2 洋食メニュー

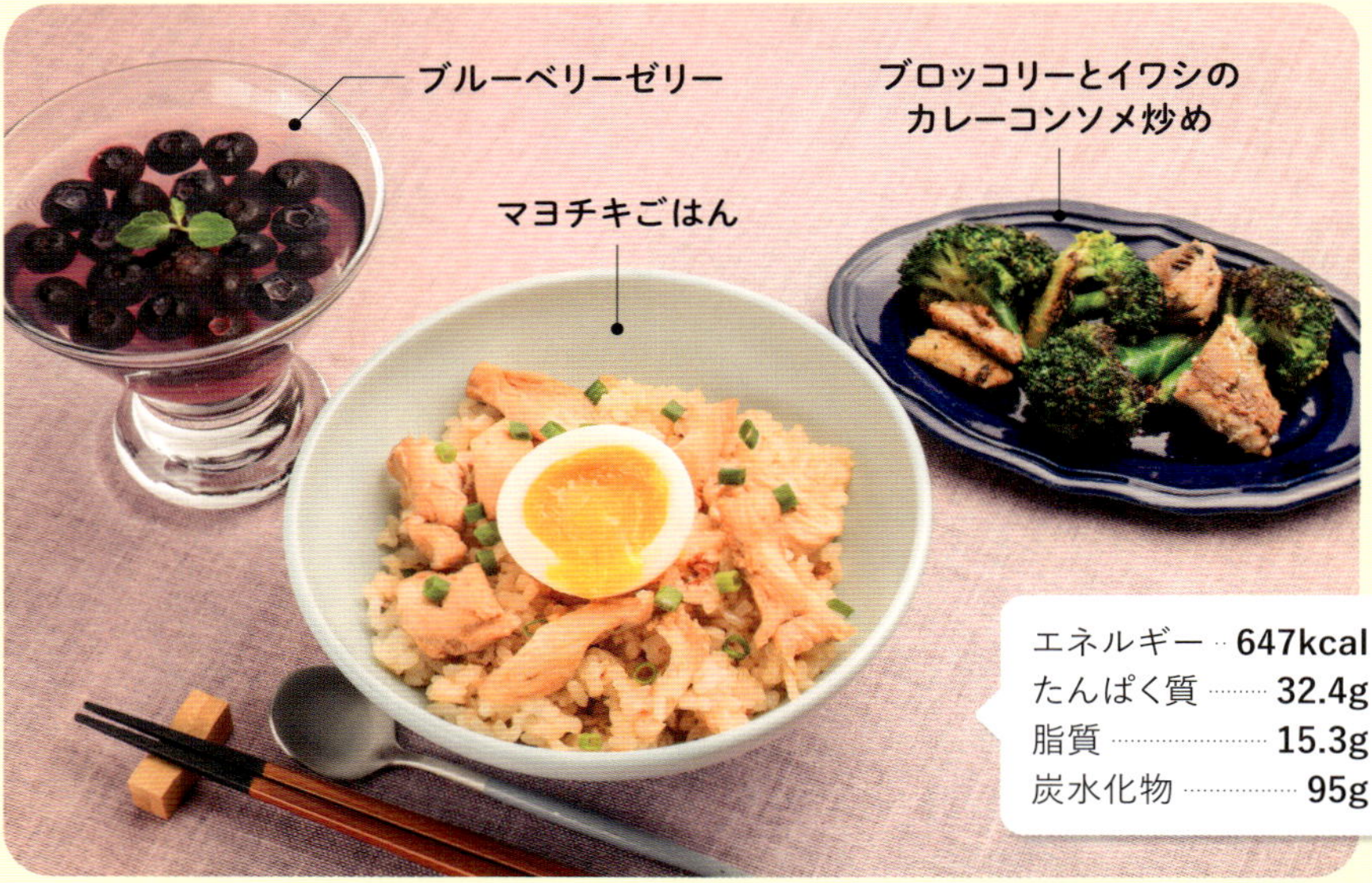
ブルーベリーゼリー
ブロッコリーとイワシの
カレーコンソメ炒め
マヨチキごはん
エネルギー 647kcal
たんぱく質 32.4g
脂質 15.3g
炭水化物 95g

マヨチキごはん

作り方（材料2人分）

❶ 鶏むね肉100g（皮なし）を一口大に切る。

❷ 深めの耐熱皿に❶と、濃い口醤油大さじ1、酒大さじ1、砂糖小さじ1、おろししょうが小さじ1を入れて、軽く混ぜる。ふわっとラップをかけて600Wで4〜6分電子レンジで加熱後、5分ほど置く。※調味料が吹きこぼれないように注意！

❸ ボウルに温かいごはん360g、マヨネーズ大さじ1、かつお節2袋（4g）、❷を入れ、木べらでしっかり混ぜる。

❹ お茶碗に❸を盛りつけ、半熟卵1個を2人分に切り分けてのせ、小ねぎを散らしたら完成。

ブロッコリーとイワシのカレーコンソメ炒め

作り方（材料2人分）

❶ フライパンにオリーブオイル小さじ1を引き、火にかける。

❷ フライパンが温まったら、冷凍ブロッコリー100g（123ページ）を入れ、ふたをして弱火で炒める。

❸ ブロッコリーに火が通ったら、イワシ水煮缶50g（汁なし）、カレー粉0.5g、顆粒コンソメ小さじ1/4を入れ、1分ほど炒めれば完成。

ブルーベリーゼリー

作り方（材料1人分）

❶ 耐熱カップに粉ゼラチン小さじ1/2、砂糖大さじ1を入れる。

❷ ❶に熱湯50mlを入れて溶かし、冷凍ブルーベリー約15粒を加え、冷蔵庫で冷やしたら完成。

鎌田式最強朝ごはん 3 忙しい人向け

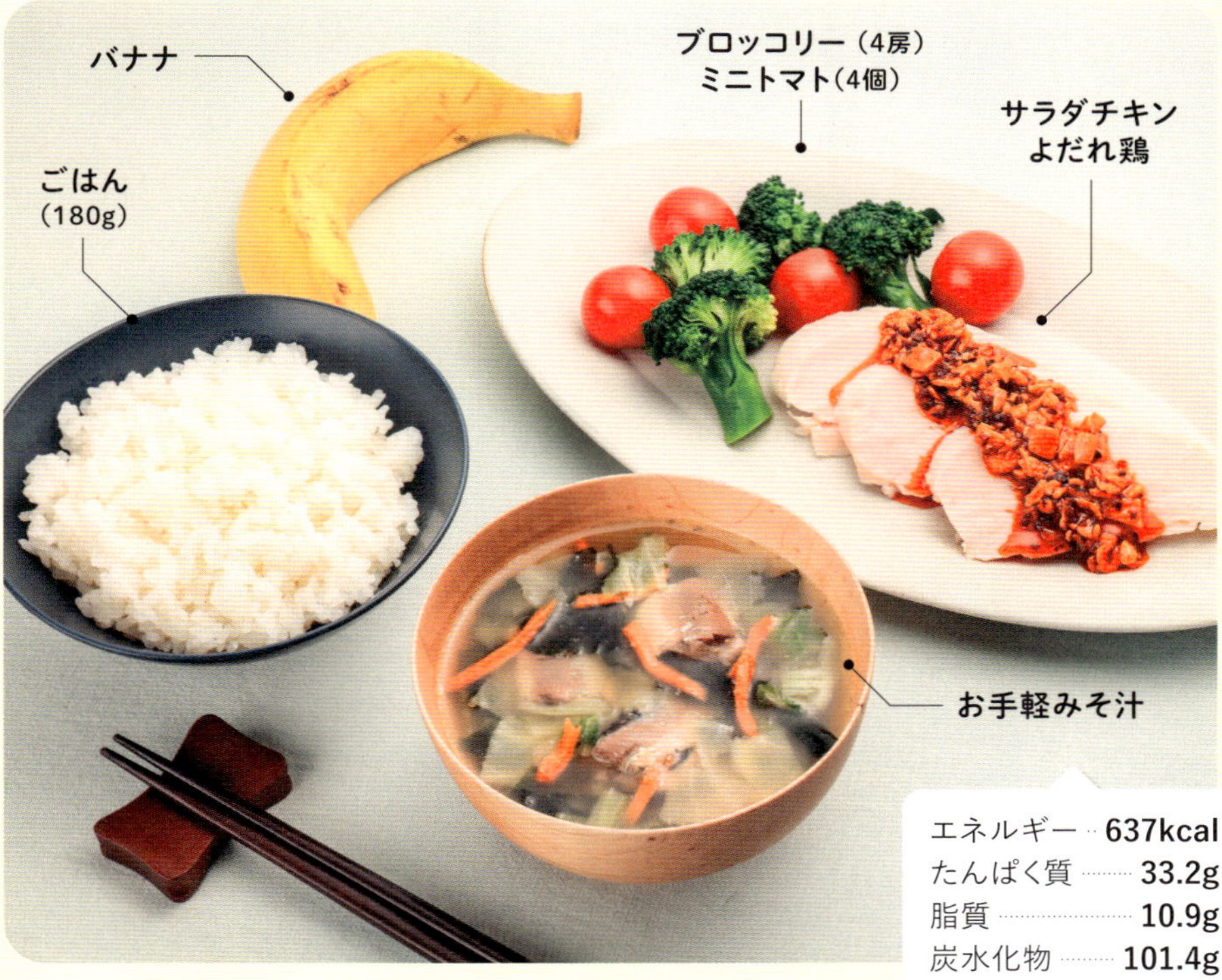
バナナ
ごはん
(180g)
ブロッコリー(4房)
ミニトマト(4個)
サラダチキン
よだれ鶏
お手軽みそ汁

エネルギー	637kcal
たんぱく質	33.2g
脂質	10.9g
炭水化物	101.4g

お手軽みそ汁

作り方(材料1人分)

❶ お椀にみそ8g、顆粒だし1g、乾燥野菜ミックス大さじ1、イワシの水煮缶50g(汁なし)をすべて入れ、熱湯150mlをかけてよくかき混ぜる。

❷ 5分ほど置いておき、乾燥野菜が戻ったら、お好みで小ねぎを散らして完成。

サラダチキンよだれ鶏

作り方(材料2人分)

❶ 袋から出したサラダチキン1パックをそぎ切りにする。

❷ ❶をお皿に盛りつけ、食べるラー油大さじ1をかけたら完成。

ブロッコリーは冷凍品で手軽に!

ペーパータオルをしいた耐熱容器に冷凍ブロッコリーをのせ、ラップをふわっとかけて600Wで1分加熱しましょう。

おわりに

ぼくは、もうすぐ77歳。

でも、「なんでそんなに元気なの？」と、子どもや孫によく言われます。

年をとってよぼよぼになるどころか、胸板が厚くなり、75kgのバーベルをかついでスクワットもできるようになりました。

ゴルフでは、18ホールのスコアが自分の年齢以下になることを「エージシュート」と呼び、それを達成した人を「エージシューター」といいます。しかし、この偉業を成し遂げるのは極めてむずかしく、達成者はごくわずかしかいません。

ぼくが今目指しているのは、「エージリフター」。

77歳になっても、77kgのバーベルをかついでワイドスクワットができるように筋肉を増やしていこうと考えていて、今年度中には確実に達成できそうです。

定年退職後も、現役時代と変わらずに朝起きて、この本で紹介した「鎌田式朝ごはん」を食べて、冬はスキーをします。以前はワンシーズンに40日ほどでしたが、今では65日を突破。３kmのダウンヒルをノンストップで４本。５年前よりも速く、うまく、安全にすべれるようになりました。

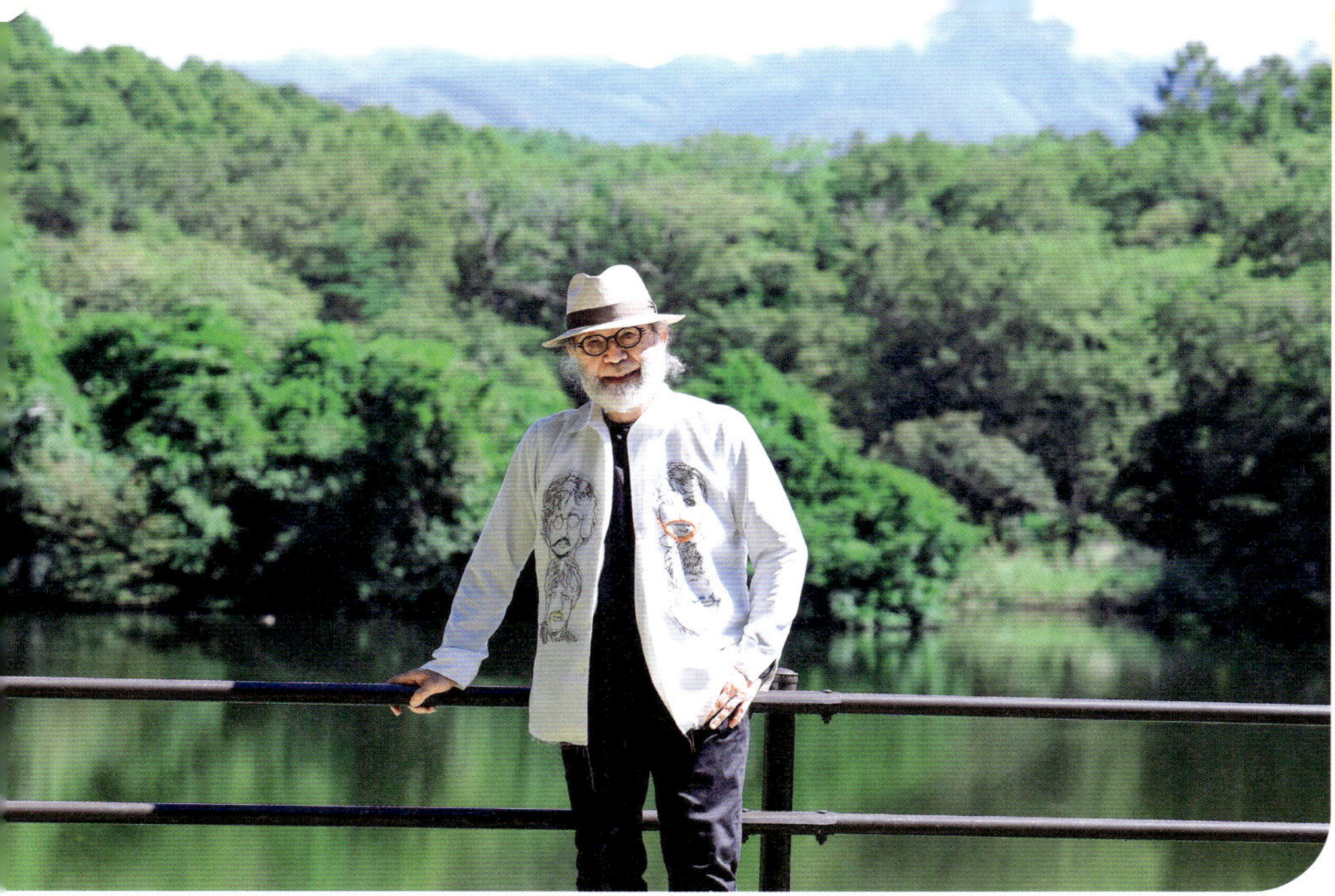

元気の秘密のひとつは「食事」です。

前作『医師のぼくが50年かけてたどりついた 鎌田式長生き食事術』に、食べ方のコツを書いてあります。

そしてもうひとつが「運動」。

1日3分、毎日楽しくできる「かまた体操」さえやれば、90歳の壁をピンピン元気に越えていく人が増えるでしょう。

鎌田塾生と一緒に挑戦したロコデモウォーキングも、気分が晴れる、楽しい体操になっています。

2章では、体の不調とサヨナラできる「カラダ改善」体操を20種類紹介しました。

あなたに必要な体操があれば、ぜひ続けてみてください。

3章では、70代後半になっても元気な鎌田をつくり上げた「11のこと」を具体的に書いています。体も頭も元気になる、鎌田式「長生き習慣」のコツです。

この本はたくさんの人の協力のもとにできました。

本書を制作するにあたり、一番力になっていただいたのは、株式会社ミズグループの健康運動指導士・田中美祈さん。食事に関しては、同グループの管理栄養士・木村早希さんにお力添えをいただきました。同グループの田久保順也さん、吉村知加子さん、「かまた体操」の企画を考えてくださった株式会社アスコムの菊地貴広さん、編集協力のＫＡＮＡＤＥＬの杉本涼子さんにも感謝申し上げます。そして、鎌田塾の塾生さんにも、大変な協力をいただきました。

これまでに何度も筋活に挑戦し、三日坊主で終わってしまった方々へ。

この「かまた体操」が、続けるきっかけになってくれるとうれしいです。

医師　鎌田實

医師のぼくが50年かけてたどりついた長生きかまた体操

発行日　2025年4月14日　第1刷
発行日　2025年4月30日　第2刷

著者　鎌田 實

本書プロジェクトチーム
編集統括　柿内尚文
編集担当　菊地貴広
編集協力　株式会社KANADEL
企画協力　田中美祈、田久保順也、木村早希、吉村知加子（株式会社ミズ）
デザイン　田村梓（ten-bin）
DTP　藤田ひかる（ユニオンワークス）
写真　中村圭介、大村聡志
イラスト　てらいまき
料理制作　田村つぼみ
校正　柳元順子

営業統括　丸山敏生
営業推進　増尾友裕、綱脇愛、桐山敦子、相澤いづみ、寺内未来子
販売促進　池田孝一郎、石井耕平、熊切絵理、菊山清佳、山口瑞穂、吉村寿美子、矢橋寛子、遠藤真知子、森田真紀、氏家和佳子
プロモーション　山田美恵、川上留依、鈴木あい

編集　小林英史、栗田亘、村上芳子、大住兼正、山田吉之、福田麻衣、小澤由利子、宮崎由唯
メディア開発　池田剛、中山景、中村悟志、長野太介、入江翔子、志摩晃司
管理部　早坂裕子、生越こずえ、本間美咲
発行人　坂下毅

発行所　株式会社アスコム

〒105-0003
東京都港区西新橋2-23-1　3東洋海事ビル
TEL：03-5425-6625

印刷・製本　日経印刷株式会社

Printed in Japan ISBN 978-4-7762-1397-0